AF474153

T 38 a 59

ETUDE

SUR LES

TRANSPOSITIONS VISCÉRALES

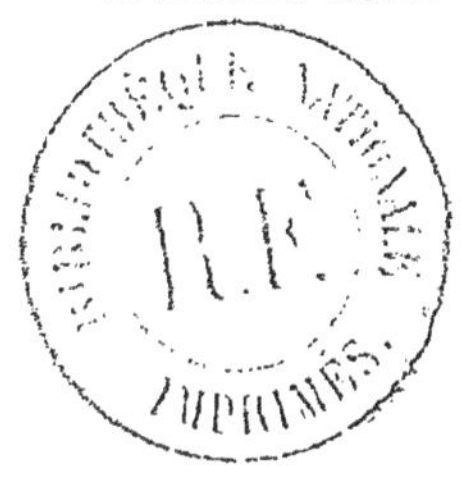

PAR

$240

L. VALLIENNE,
Docteur en médecine de la Faculté de Paris,

PARIS
ADRIEN DELAHAYE ET E. LECROSNIER, EDITEURS
PLACE DE L'ÉCOLE-DE-MÉDECINE

1881

59
38

ETUDE

SUR LES

TRANSPOSITIONS VISCÉRALES

INTRODUCTION.

Au commencement de cette année, j'eus occasion d'observer à l'hôpital Saint-Antoine, dans le service de M. le Dr Duguet, un cas de transposition viscérale complète. Quelques mois plus tard une femme se présentait dans le même service, présentant un cas de transposition ou d'ectopie du cœur, avec malformations congénitales du côté gauche du thorax, de l'avant-bras et de la main gauche. Frappé de cette singulière coïncidence qui me permettait d'observer, à quelques semaines d'intervalle, deux cas d'une anomalie assez rare dans la science, je résolus d'en faire le sujet de ma thèse inaugurale, et de rechercher tous les cas connus, afin d'en faire un exposé synthétique qui pût résumer l'état actuel de la science sur cette question. Mais, en faisant les recherches nécessaires à ce genre d'étude, je m'aperçus, à mon grand étonnement, qu'un sujet si intéressant n'avait pas encore été traité. Sauf les quelques pages que M. Isidore Geoffroy-Saint-Hilaire a consacrées à l'inversion splanchnique dans son ouvrage sur les monstruosités, on peut dire que rien ou à peu près rien n'a été écrit sur cette question. Aucune thèse, aucun mémoire ne peuvent renseigner le chercheur, curieux d'étudier ces faits en détail. Les hasards de la publication font que le Dictionnaire encyclopédique des sciences médicales. et le Dictionnaire de médecine et de chirurgie pratiques sont encore muets sur ce point. Je n'ai donc eu, pour faire ce travail, que les quelques réflexions, trop peu nombreuses, et souvent trop incomplètes, que les rapporteurs d'observation consignaient quelquefois à la fin de leur mémoire. En présence de cette pénurie de documents, je fus effrayé de la difficulté de la tâche, surtout lorsque je la comparais à l'imperfection de mes connaissances, et à l'impuissance de mes moyens. Mais je pensai que je pourrais me rendre utile, en montrant la route à suivre et en prêchant d'exemple : c'est ce qui m'a décidé.

A part l'intérêt théorique qu'elles présentent, si on les considère au point de vue de la tératologie générale, les transpositions viscérales offrent aussi un véritable intérêt pratique, et il n'est pas inutile d'appeler sur elles l'attention du médecin. On verra plus loin les erreurs de diagnostic auxquelles l'ignorance d'une inversion splanchnique a donné lieu ; erreurs qui ne se seraient pas produites, si la possibilité d'une semblable anomalie s'était présentée à l'esprit du praticien. Et quand on saura que ces faits, sans être fréquents, ne sont pas aussi rares qu'on pourrait le croire au premier abord, on comprendra toute l'importance d'une pareille étude, et je serai excusé d'avoir tenté un travail que ni mon âge, ni mon expérience médicale ne me permettent de traiter d'une façon complète.

HISTORIQUE.

L'antiquité n'a pas connu la possibilité des transpositions viscérales. Les ouvrages d'Hippocrate, de Galien et de Celse sont muets sur ce point. La chose ne doit point étonner quand on songe au respect des anciens pour les morts, et aux rares dissections opérées par eux. Comment, en effet, n'ouvrant jamais de cadavres, auraient-ils pu constater l'existence d'une anomalie qui généralement ne se révèle qu'à l'autopsie? Le hasard seul aurait pu la faire découvrir sur quelque cadavre d'esclave ; mais le silence des médecins grecs et romains permet de croire que ce hasard ne s'est pas présenté ; car un cas aussi curieux n'eût pas manqué d'attirer leur attention. Nous ne rapporterons pas, d'après l'autorité de Suétone, de Valère-Maxime et de Pline, l'histoire de ces deux taureaux dans lesquels les augures ne trouvèrent pas de cœur. Cicéron, à une époque où l'anatomie était bien peu cultivée, avait déjà fait justice de cette prétendue monstruosité. Aussi faut-il arriver jusqu'au XVIIe siècle, pour rencontrer la première observation digne de foi. Cette première observation de transposition viscérale est due à Bertrand, et cela, dans des circonstances tout à fait particulières. Des assassins ayant arrêté la voiture du duc de Beaufort, et ayant tué une des personnes qui accompagnaient le prince, l'un d'eux fut saisi, et condamné à être roué vif en place de Grève, vers l'année 1650. Son corps fut livré aux médecins pour être disséqué, ainsi qu'il était d'usage de le faire à cette époque pour les criminels, et on fut extrêmement surpris de voir une transposition complète des viscères thoraciques et abdominaux Riolan, ayant eu connaissance de ce fait entièrement nouveau, et qui présentait pour la science un haut intérêt, le publia dans ses *Opuscula varia et nova* pour l'année 1652.

Depuis lors, trois observations semblables: celle de Simpson, qui parut dans le *Philosophical transactions* de l'année 1674, et deux cas, relatés, l'un par Baux, l'autre par Caron, dans le *Zodiacus medico gallicus*, pour l'année 1680, n'éveillèrent guère que l'attention de quelques savants.

Il n'en fut pas de même en face du cas, devenu célèbre, que Morand observa en 1660 sur un soldat de l'Hôtel royal des Invalides, qui mourut à 72 ans, sans que rien pendant sa vie ait pu faire soupçonner une transposition organique. Cette observation, que Méry communiqua à l'Académie des sciences à peu près à la même époque, produisit dans le public une vive sensation, et donna lieu à une foule de plaisanteries dans lesquelles l'ignorance le disputait au mauvais goût. Un quatrain, qui méritait peu de survivre aux autres, nous est resté de cette époque ; nous le citons, comme un document curieux de l'esprit du temps :

La nature peu sage, et sans doute en débauche,
Plaça le foie au côté gauche ;
Et de même, « vice versa ».
Le cœur à la droite plaça.

Si nous avons fait cette digression, c'est que Molière aussi s'en est mêlé. On sait que, dans le *Médecin malgré lui*, il fait placer par son héros le cœur à droite et le foie à gauche. Or, cette pièce fut composée en 1666, et l'observation de Morand parut en 1660. Il doit y avoir dans le rapprochement de ces deux dates un rapport autre qu'une simple coïncidence.

Depuis cette époque, l'attention ayant été éveillée sur la possibilité d'anomalies semblables, il ne s'est guère passé d'année sans que les différents journaux de médecine n'en publiassent quelques exemples que l'autopsie avait révélés. Ils s'élèvent aujourd'hui à une centaine environ. Nous n'en avons cité que 94, car nous n'avons voulu choisir que les faits parfaitement authentiques et à l'abri de toute discussion.

DIVISION DU SUJET.

Nous commencerons cette étude par la publication des deux observations qui nous sont personnelles. Ensuite nous décrirons quels sont les caractères du phénomène tératologique que l'on désigne dans la science sous le nom de transposition viscérale. Nous réunirons dans un tableau synoptique tous les cas d'inversion splanchnique que nous avons pu recueillir dans les différentes publications médicales qui se trouvent à la bibliothèque de la Faculté. Nous ferons l'analyse et la critique de ce tableau. Enfin nous terminerons par l'exposé des hypothèses qui ont pu être émises sur les causes de cette curieuse anomalie.

PREMIÈRE OBSERVATION.

La nommée Françoise Goudard, âgée de 32 ans, entre le 19 mai 1880, à l'hôpital Saint-Antoine, dans le service de M. le Dr Duguet, salle Sainte-Geneviève, lit n° 19.

Enfant naturel, née à Champagnac (Creuse) ; elle avait une sœur, morte il y a un an, sans que l'on ait pu avoir aucun renseignement sur sa maladie. Fille de ferme dans la Creuse, elle se marie en province, le 10 mars 1879, à l'âge de 31 ans. Elle vient à Paris à la fin de mars 1879, et là, fait pendant trois mois le métier de concierge.

Elle n'avait jamais été bien portante ; elle toussait souvent, crachait abondamment. Etant enfant, elle avait eu un abcès au cou, et quelque temps avant son mariage, un abcès au sein.

A son arrivée à Paris (mars 1879), elle était déjà pâle, et présentait une teinte subictérique. Elle se plaignait de douleurs dans le côté droit et dans le dos. Les mouvements de la tête étaient difficiles. En mars 1879 elle se servait de ses deux bras; mais au mois de mai de la même année, les mouvements du bras droit furent gênés, et la gêne augmenta jusqu'au mois de novembre, époque à laquelle elle fut obligée d'abandonner son service.

A ce moment, il y avait pour elle impossibilité de se servir de son bras droit pour porter ses aliments à sa bouche; mais elle pouvait encore se servir de son bras gauche. Il n'y avait rien d'anormal du côté des membres inférieurs.

Étant devenue enceinte aussitôt après son mariage, elle fut malade et alitée pendant toute la durée de sa grossesse, et au mois de décembre 1879, elle accoucha à terme d'une fille bien constituée. Elle n'eut pas de lait; et, après sa couche, ses règles ne revinrent pas.

Son enfant, élevée au biberon, mourut d'athrepsie à l'âge de 7 mois.

Le 19 mai 1880, elle entre à l'hôpital pour un mal de Pott cervical. Elle se plaint de douleurs très vives des articulations, à droite et sur la colonne vertébrale. De plus, elle est paralysée du côté droit.

En recherchant si la malade présentait des tubercules, M. le Dr Duguet, surpris d'entendre à droite les battements du cœur, recherche si la matité du foie ne répondrait pas à l'hypochondre gauche. Ce détail ayant été vérifié par lui, il diagnostique une transposition des viscères.

Elle meurt le 26 janvier 1881, après avoir poussé des cris épouvantables.

Avant sa maladie, elle était droitière.

Autopsie. — A l'ouverture du corps, on constate la transposition complète des viscères diagnostiquée pendant la vie.

Le foie occupait l'hypochondre gauche, absolument dans le même rapport avec les parties qui l'environnaient que s'il eût été à droite.

La rate, un peu tuméfiée, était placée dans l'hypochondre droit.

L'estomac, placé à droite, avait de ce côté sa grosse extrémité qui était appuyée sur la rate, et sa petite extrémité était dirigée et placée à gauche, où se trouvait le duodénum, dont les courbures étaient en sens inverse de l'état ordinaire. Le cæcum occupait la fosse iliaque gauche. Le côlon se portait de cet endroit à la région épigastrique, puis descendait dans la région lombaire droite, jusqu'à la fosse iliaque droite, où se trouvait l'S du colon, et d'où partait le rectum, qui gagnait le petit bassin, en descendant sur le côté droit de l'articulation sacro-iliaque. Le pancréas était également transposé, c'est-à-dire que sa petite extrémité était à droite, et la grosse, d'où partait le canal pancréatique, correspondait au duodénum.

L'examen de la poitrine fit voir que les viscères qu'elle renferme offraient la même transposition que ceux de l'abdomen. Ainsi le cœur était placé derrière le sternum, un peu à droite : la base dirigée à gauche, le sommet un peu en dehors et en avant, c'est-à-dire à droite.

Le poumon situé à gauche présentait trois lobes; le poumon situé à droite n'en avait que deux.

L'aorte, naissant du ventricule droit, qui était le ventricule artériel, se dirigeait à droite et se portait sur la partie antérieure et médiane de la colonne vertébrale. Elle donnait naissance par sa crosse à un tronc brachio-céphalique gauche, tandis que la carotide et la sous-clavière droites naissaient séparément.

Les branches qu'elle fournit dans l'abdomen offraient les mêmes changements de situation. Il en était de même des veines. La veine cave inférieure remontait le long de la colonnne vertébrale, à gauche de l'aorte, et venait s'aboucher, en même temps que la veine cave supérieure, dans l'oreillette gauche, devenue l'oreillette à sang noir.

Le mal de Pott occupait les cinquième, sixième et septième vertèbres cervicales, qui étaient réduites en putrilage.

Les enveloppes de la moelle présentaient de la pachyméningite, plus accentuée à la région cervicale.

Pas de compression de la moelle, ni des racines nerveuses par les os. La moelle est diffluente. Sur des coupes, elle a l'aspect de bouillie.

Les vertèbres des régions sous-jacentes sont infiltrées de pus et friables.

DEUXIÈME OBSERVATION.

La nommée Depret (Donatilde), lingère, entre le 26 mars 1881, à l'hôpital Saint-Antoine, salle Sainte-Geneviève, dans le service de M. le Dr Duguet.

Née à Douri (Belgique), elle raconte que, étant enfant, lorsqu'elle voulait courir, elle avait des palpitations de cœur. Actuellement, elle peut marcher, mais ne peut ni courir, ni monter.

A l'âge de 9 ans, elle a eu une pneumonie. Réglée à 13 ans sans accident, ses règles reviennent fréquemment (tous les 15 jours). A 19 ans, elle eut une première couche qui fut bonne; et trois mois après, à la suite d'une peur, elle eut une perte abondante qui lui dura trois semaines.

A l'âge de 22 ans, elle eut une seconde couché qui fut suivie d'ulcérations à l'utérus et de fissures à l'anus.

Depuis cette époque, la malade est mal portante. A la suite de contrariétés ou d'émotions, elle étouffe. Elle sent une boule hystérique qui revient, soit à l'occasion de la grande chaleur, soit après un chagrin.

Une enfant de sa sœur qu'elle avait prise pour l'élever étant morte, l'émotion que cette perte lui a causée a provoqué de nouveaux étouffements et des convulsions dans les membres, convulsions qui duraient peu.

Sa mère est morte pendant un accès d'asthme à 53 ans; son père, d'un cancer au cœur (nous dit-elle ?)

Depuis 4 ans, à chaque époque menstruelle, elle éprouve de la difficulté pour uriner. Il y a deux ans, elle venait tous les mois à l'hôpital pour se faire sonder. On lui a fait des injections d'eau froide dans la vessie, et, après un mois de ce traitement, le mal s'est amendé.

Toutefois, elle ne peut uriner que debout.

C'est donc pour se faire soigner d'une cystite qu'elle entre à l'hôpital.

Examen. — A première vue, on est frappé de l'arrêt de développement que présente la main gauche. L'index et le médius n'ont que la première phalange; l'annulaire et le petit doigt ont la première phalange normale et les deux autres rudimentaires. Mais la main tout entière est atrophiée dans son ensemble, et ne dépasse pas les dimensions d'une main d'enfant. L'avant-bras, quoique bien conformé, semble participer à l'atrophie par sa petitesse.

Si, de là, on remonte vers le thorax, on s'aperçoit que les troisième, quatrième et cinquième côtes gauches présentent un arrêt de développement. Le cartilage fait saillie, et il y a entre lui et la côte un intervalle de deux travers de doigt. A droite, les troisième et quatrième côtes font au contraire saillie non loin du sternum.

Cette femme dit sentir son cœur battre à droite ; elle porte la main vers le côté droit, lorsque la circulation est activée par une marche rapide, une émotion, ou l'ascension d'un escalier.

L'auscultation fournit ce qui suit à l'observation :

Les bruits du cœur sont perçus à droite, sous la clavicule, avec sonorité.

A gauche, on entend d'une manière excessivement sourde les bruits du cœur, tels qu'on les distingue à droite dans l'état normal.

En partant de gauche à droite, au niveau de la région du cœur, à mesure que l'on se rapproche du sein droit, les bruits du cœur deviennent perceptibles à l'oreille.

Le maximum d'intensité des bruits s'entend entre la troisième et la quatrième côte droite.

Immédiatement sous le sein droit, entre la quatrième et la cinquième côte, on perçoit avec le doigt le battement de la pointe du cœur.

A gauche, dans ce même point, rien de semblable.

A l'état de repos, les deux pouls sont presque isochrones.

Le bruit de la pointe du cœur est isochrone à celui du pouls.

Nous pensions avoir sous les yeux un exemple de transposition viscérale complète ; mais la percussion de l'hypochondre droit dans lequel nous trouvâmes le foie, et de l'hypochondre gauche, qui contenait la rate, nous démontra que le cœur seul était déplacé.

Cette malade étant encore dans les salles, l'observation est forcément incomplète, puisqu'elle n'a pas pour elle de sanction anatomique.

TRANSPOSITION VISCÉRALE.

SYNONYMIE : *Inversion*; *renversement ; bouleversement des viscères* ; *transpositio* ; *inversus* ; *dislocatio viscerum* ; *translocatio lateralis* ; *anastrophe* ; *inversa corporis structura* ; *situs inversus*.

La transposition viscérale, considérée par Isidore Geoffroy-Saint-Hilaire comme le seul genre du premier ordre des hétérotaxies, consiste, comme l'indique son nom, dans la transposition de tous les organes, soit thoraciques, soit abdominaux. Tous les viscères, soit pairs, soit impairs, ont effet une disposition absolument inverse de celle qui constitue l'état le plus ordinaire. Ceux qui sont à droite se montrent à gauche ; ceux qui sont à gauche se présentent à droite. En un mot, un sujet offrant cette disposition est entièrement symétrique d'un sujet normal ; et cela, d'une manière tellement absolue, que, pour représenter par le dessin l'aspect produit par l'ensemble des organes d'un homme offrant une transposition complète des viscères, il suffirait de prendre un sujet ordinaire d'amphithéâtre, de le placer devant une glace et de dessiner l'image virtuelle ainsi produite. Ou bien encore, on n'aurait qu'à se rendre dans l'atelier d'un graveur chargé de reproduire, sur bois les dessins qui ornent les traités d'anatomie, et de choisir les planches qui sont destinées à représenter l'ensemble des grandes cavités splanchniques et des viscères qui y sont contenus dans leurs rapports normaux. Le dessin de ces planches en relief, symétrique de la gravure qu'il est destiné à produire, représenterait d'une façon fidèle et complète l'aspect d'un sujet chez lequel tous les organes sont transposés.

Cette comparaison, toute simple qu'elle est, donne sur les caractères anatomiques de l'inversion splanchnique des notions tellement complètes et tellement exactes, que nous ne croyons pas qu'une plus longue discussion puisse éclairer davantage la question. C'est pourquoi nous renvoyons ceux qui seraient friands de détails à l'exposé anatomique que nous avons fait dans notre première observation, car elle présente un type complet de transposition viscérale, et tout ce que nous pourrions dire des autres ne serait jamais qu'une longue énumération des mêmes faits; répétition monotone et complètement dénuée d'intérêt.

Or, comme toutes les hétérotaxies, les transpositions viscérales présentent deux caractères que, de prime abord, il paraît difficile de concilier. D'un côté, elles sont complexes et affectent un très grand nombre d'organes; et, de l'autre, elles ne mettent obstacle à l'accomplissement d'aucune fonction. En effet, quand nous analyserons le tableau synoptique que nous avons dressé pour permettre au lecteur d'embrasser d'un coup d'œil l'ensemble des principales transpositions viscérales connues, on remarquera des observations où l'anomalie n'a été reconnue qu'à l'autopsie, et cela chez des vieillards de 72 et de 84 ans. J'ajouterai même que ces cas sont assez fréquents, et je me demande si on peut raisonnablement donner le nom de monstruosité à une disposition organique que sa rareté seule a fait ranger parmi les anomalies.

Mais toutes les transpositions viscérales ne présentent pas un type aussi régulier que celui que nous avons été à même d'observer. Si les inversions complètes sont les plus fréquentes, nous avons cependant trouvé, dans la science, des cas dans lesquels la transposition n'était que partielle et incomplète. Notre seconde observation parle même d'une femme chez laquelle le cœur seul est transposé. Mais comme nous nous réservons de démontrer qu'il y a une différence étiologique essentielle entre l'inversion d'un organe et l'ectopie de ce même organe, nous laisserons de côté, pour le moment, cette observation, curieuse à plus d'un titre, bien que le manque d'autopsie n'ait pu la rendre aussi instructive, et nous ne nous occuperons que des cas dûment constatés, comme celui de Fournier (13), par exemple, dans lequel on voyait, chez un homme de stature moyenne, bien proportionné, vigoureux et sain, un seul poumon réuni en un seul lobe à gauche, l'estomac et le foie à gauche, tandis que le reste des viscères était situé dans l'ordre naturel.

Or, ces cas qui, au premier abord, semblent moins monstrueux que les transpositions générales, puisque un certain nombre d'organes sont restés à leur place ordinaire, nous paraissent, au contraire, bien plus élevés dans l'ordre des anomalies.

En effet, dans l'inversion planchnique complète, tous

les organes ont conservé leurs relations normales. Si le cœur est transposé, tous les gros vaisseaux le sont également, et la circulation du sang ne peut être troublée en aucune façon, puisque tous les viscères sont maintenus dans leurs rapports naturels avec les diverses cavités. Si l'estomac est inversé, s'il loge son grand cul-de-sac dans l'hypochondre droit, et s'il tourne à gauche son extrémité pylorique, il continue à se trouver en rapport avec la rate par ce même grand cul-de-sac, avec le foie par cette même extrémité pylorique ; et ces relations conservées font qu'il ne peut y avoir nulle entrave au libre fonctionnement de l'appareil digestif.

Aussi, lorsqu'on se trouve en face d'un cas d'inversion partielle; lorsque un ou plusieurs organes sont transposés, tandis que les autres sont maintenus dans leur position ordinaire, on est donc en présence d'une déviation plus singulière et plus difficile à concevoir. Pour expliquer les cas de transposition générale, il suffit de supposer une simple déviation de la cause qui préside aux dispositions viscérales. Pour se rendre compte d'une transposition partielle, il y a plus de difficulté; car, dire comment il se fait que la cause déviatrice ait porté sur tel organe et respecté tel autre, c'est là un problème d'une grande complexité.

Dans un mécanisme composé de nombreux rouages, dont le sens du mouvement est parfaitement déterminé, s'il survient un changement corrélatif dans la direction du mouvement de chaque portion du mécanisme, on accusera avec raison le moteur principal de cet ensemble. Mais si, tandis que certains axes se meuvent dans le sens primitif, d'autres suivent une direction tout opposée, il faudra supposer des causes partielles plus singulières, plus étonnantes, plus inattendues. En un mot, dans le premier cas, le mécanisme conservera l'intégrité de son ensemble et des rapports particuliers de ses divers rouages; dans le second, un trouble profond est survenu dans l'ensemble, et ce dernier mécanisme, quoique présentant des parties directement semblables au mécanisme primitif, diffère plus de celui-ci que l'appareil dont tous les rouages ont subi une modification d'ensemble.

Aussi l'étude des transpositions partielles nous amène-t-elle d'une façon insensible jusqu'à l'étude des ectopies organiques. Au premier abord, il paraît assez naturel de ne chercher dans ces deux mots : ectopie et transposition, que l'expression d'un seul et même phénomène. Qui dit ectopie, dit déplacement; qui dit déplacement, dit transposition : et ces deux expressions paraissent avoir entre elles une synonymie absolue. Telle pourtant n'est pas notre opinion, et nous pensons que l'ectopie d'un organe et sa transposition sont deux phénomènes tellement différents qu'il ne doit y avoir entre eux aucun lien étiologique. Nous ne nous dissimulons pas combien, dans un cas donné, le diagnostic différentiel est difficile, et, la plupart du temps, impossible à établir; mais, si les phénomènes extérieurs paraissent identiques, les causes qui leur ont donné naissance n'ont entre elles aucun rapport physiologique, et cette dissemblance suffit largement pour établir entre l'ectopie et l'inversion d'un organe un abîme infranchissable.

Si le mot ectopie, considéré dans son sens le plus général, signifie déplacement, et si, par conséquent, tout déplacement organique, toute luxation articulaire peut prendre le nom d'ectopie, il convient cependant, sous peine de ne pouvoir s'entendre, de donner à ce mot un sens plus restreint, et par conséquent mieux défini. Nous donnerons donc le nom d'ectopie à tous les déplacements organiques reconnaissant une cause pathologique : arrêt de développement, défaut de soudure des membranes de l'œuf sur la ligne médiane, épanchement dans une cavité pleurale, défaut de résistance des ligaments chargés de maintenir un organe dans sa position respective, etc., etc., nous réservant le mot d'inversion ou de transposition pour les déplacements qui reconnaissent une cause physiologique; cause encore hypothétique, très discutée, cause que nous nous efforcerons de rechercher à la fin de ce travail, mais que nous pouvons, dès à présent, appeler physiologique par exclusion, puisque dans ces cas la pathologie ne peut être invoquée.

Mais, avant d'entrer dans de plus grandes explications, nous pensons qu'il n'est pas inutile d'asseoir ces réflexions sur des observations authentiques ; observations qui n'ont pu trouver place dans notre tableau, puisque nous n'y avons admis que les cas bien constatés de transposition viscérale.

OBSERVATION I.

« In cavo thoracis sinistro, nullum occurrebat viscus, nec pulmo sinister, nec cor : horum loco hoc cavum totum refertum liquido albicante, gelatinoso, inodoro, etc. Mirando spectaculo erat in dextro cavo thoracis cordis situ perfecte perpendicularis, ut basis recta sursum, apex recta deorsum spectaret, diaphragmati innitens » (1).

Ici l'ectopie est moins l'effet d'un vice de conformation que l'effet d'un état de maladie,

OBSERVATION II.

Dans le commencement de son exercice comme chirurgien en chef des Enfants-Trouvés, Breschet observa un enfant mâle nouveau-né, qui présentait de nombreux vices de conformation. Toutes les parties supérieures ou sus-ombilicales paraissaient offrir le type normal; mais les parties inférieures étaient imparfaitement développées. Les membres pelviens, grêles, petits, étaient fléchis, ramenés sous le bassin, vers les tubérosités de l'ischion, et retenus dans cette situation par un repli de la peau qui, des fesses, allait jusqu'à la partie inférieure de la jambe. La tête de cet enfant était volumineuse et il vécut près d'un mois. Il n'avait pas une coloration distincte de celle des autres enfants du même âge.

A l'autopsie, le cœur, renfermé dans un péricarde fibreux, était placé en sens opposé de ce qu'il est ordinairement, c'est-à-dire que sa pointe était à droite, en bas et en avant, et sa base en haut et en arrière. Sur cette base, on distinguait les deux saillies auriculaires. Dans celle du côté droit se rendait en haut une veine cave supérieure, et en bas une veine cave inférieure, l'une et l'autre de gros calibre. L'oreillette gauche, proéminente, formait une espèce de

(1) Klinz. Dissertatio de præternaturalibus quibusdam structuræ cordi vasorumque illi proximorum ; p. 244.

ventre recevant une seconde veine cave descendante, où se rendaient aussi les veines pulmonaires gauches qui, comme à droite, venaient s'ouvrir également dans cette veine cave descendante, près de son embouchure. Enfin, dans cette même oreillette gauche, se rendait un gros tronc veineux ascendant, ressemblant à une seconde veine cave abdominale, mais qui ne venait que du foie, et que l'on pouvait considérer comme le tronc des veines sus-hépatiques qui, au lieu de se terminer dans la veine cave inférieure abdominale, arrivait jusqu'au cœur, et dans l'oreillette opposée à celle où finissait la veine cave ascendante droite.

Les deux oreillettes paraissaient à l'extérieur former deux cavités distinctes; cependant la cloison inter-auriculaire était petite, et le trou ou les trous ovales (car il y en avait deux) étaient tellement larges que les deux oreillettes ne formaient réellement qu'une seule et même cavité.

Il en était de même du ventricule qui était unique, large, à colonnes charnues, à parois épaisses. Il en sortait de sa base un tronc artériel très volumineux qui se portait de bas en haut, se recourbait de gauche à droite, pour venir se placer sur le côté droit de la colonne vertébrale, en croisant la direction de l'œsophage, situé également à droite, et un peu sur la face antérieure de la colonne rachidienne.

Le foie et l'estomac avaient leur situation et leur disposition normales.

Le ventricule du cœur portait quelques vestiges de valvules tricuspides; car, la cavité ventriculaire étant unique, il serait difficile de décider si ses replis valvulaires imparfaits appartenaient à telle ou telle cavité ventriculaire. A la base de ce ventricule, il y avait deux ouvertures : une près des oreillettes, et une près de l'aorte. L'artère pulmonaire, quoique existante, ne s'ouvrait pas inférieurement et ne pouvait pas communiquer avec le ventricule. L'aorte, large à sa base, pourvue de valvules, comme dans l'état normal, se portait à droite, comme nous l'avons dit; et, peu après son origine, semblait se diviser, ou plutôt donner de la concavité de sa courbure une branche presque aussi grosse que celle qui continuait le tronc de ce vaisseau. Cette première branche allait s'ouvrir dans l'artère pulmonaire, précisément dans le point où elle se divise en deux branches latérales, et formait manifestement ainsi le canal artériel. Ce canal artériel, volumineux, avait une direction telle que le sang devait être versé plutôt de l'aorte dans ce canal et de là dans l'artère pulmonaire, que de cette dernière artère dans l'aorte par l'intermédiaire du canal. En effet, le mode d'origine, la direction de ce canal, l'absence de toute valvule et de tout éperon à son embouchure dans l'aorte, sa correspondance avec le tronc de l'artère pulmonaire, et la direction des deux branches pulmonaires naissant de ce tronc, semblent indiquer que la circulation devait se faire de la sorte; car, autrement, le sang venant de l'artère pulmonaire pour être versé dans l'aorte aurait éprouvé une grande résistance dans la colonne sanguine parcourant cette dernière artère. L'ouverture du canal artériel dans l'aorte était disposée de telle façon que le sang devait facilement passer de cette artère principale dans le canal artériel. Une dernière preuve en faveur de ce mode de circulation, et cette preuve est démonstrative, c'est la disposition de l'artère pulmonaire du côté du cœur. L'artère pulmonaire, située à gauche, un peu derrière l'aorte, à parois minces, se divisait en deux branches, une pour chaque poumon. Elle recevait en haut le canal artériel, très volumineux, dont les parois étaient plus fortes, plus épaisses, plus résistantes, que celles de l'artère pulmonaire proprement dite. Inférieurement, dans le point de son insertion au cœur, et précisément dans le lieu où les valvules sygmoïdes auraient dû exister, cette artère offrait un cul-de-sac, et ne communiquait ni avec le ventricule, ni avec l'oreillette,

La veine azygos droite s'ouvrait dans la veine sous-clavière du même côté. La veine porte, bien conformée, se rendait dans le foie. Ainsi, le cœur de cet enfant, indépendamment des anomalies qu'il présentait sous le rapport de sa situation, de sa direction, du mode d'origine de l'aorte à droite, de l'artère pulmonaire à gauche, n'avait réellement que deux cavités, un ventricule et une oreillette; car la cloison imparfaite séparant la cavité auriculaire en deux parties était percée à son centre de deux ouvertures circulaires ou légèrement ovalaires. De cette oreillette partait à droite une veine cave supérieure, une veine cave inférieure, une veine pulmonaire. Le ventricule ne communiquait qu'avec un gros tronc vasculaire, l'aorte, qui fournissait du sang à l'artère pulmonaire par l'intermédiaire du canal artériel, cette artère pulmonaire étant imperforée dans son origine au cœur.

Les organes de la digestion n'ont rien présenté de remarquable, si ce n'est le manque de rate. On peut en dire autant de l'appareil génito-urinaire.

Les capsules surrénales avaient le volume qu'elles présentent dans l'état normal.

L'encéphale et les organes des sens étaient bien conformés. Le canal rachidien offrait, à la partie inférieure de la colonne vertébrale, un spina-bifida.

Chaque poumon était divisé en trois lobes.

Le thymus était très volumineux. (1)

Observation III.

Un enfant du sexe masculin, né à terme et sans apparence extérieure de vice de conformation, vécut six semaines. Pendant la courte durée de son existence il éprouva de la gêne dans la respiration, et plusieurs accidents nerveux, tels que vomissements avec mouvements convulsifs. On avait observé un état habituel d'assoupissement, et du refroidissement dans les parties les plus éloignées du centre de la circulation. L'examen du cadavre a fait connaître l'état suivant.

Le cœur, du volume qu'il a ordinairement, était placé sur la ligne médiane de la cavité thoracique, sa pointe dirigée un peu à gauche. Cet organe n'avait qu'une seule cavité auriculaire et qu'un seul ventricule, et ces deux parties communiquaient si librement entre elles par une large ouverture, qu'on pouvait considérer ce cœur comme uniloculaire. Le ventricule était grand; sa face interne présentait çà et là des colonnes charnues et les parois avaient partout la même épaisseur. En avant et à droite partait un gros tronc vasculaire (l'aorte) garni à son origine de trois replis valvu-

(1) Breschet. Mémoire sur l'ectopie de l'appareil de la circulation et particulièrement sur celle du cœur.

laires sygmoïdes. Ce vaisseau se dirigeait de bas en haut, de droite à gauche, et se recourbait pour former sa crosse aortique. De cette courbure naissait le tronc brachio-céphalique, l'artère carotide gauche, et la sous-clavière du même côté. De sa concavité, dans un point correspondant à l'origine de la sous-clavière, sortait un vaisseau volumineux, légèrement contourné, allant se terminer dans la branche gauche de l'artère pulmonaire (canal artériel). En avant, et de la convexité de cette même crosse, surgissait une très petite artère destiné au thymus.

Du ventricule unique dont nous avons parlé, mais plus à gauche et plus en arrière de l'aorte, s'élevait un second vaisseau à parois moins épaisses, moins résistantes, d'un calibre un peu inférieur à celui du tronc précédent, et dont l'origine était garnie de trois replis valvulaires : c'était l'artère pulmonaire. Elle se dirigeait de bas en haut, de gauche à droite, se recourbait dans un sens opposé à celui de l'aorte, et donnait de sa courbure une branche trois fois moins grosse que le tronc d'où elle naissait, laquelle se portait à gauche, passait entre l'aorte descendante et la veine cave supérieure gauche, pour se terminer dans le poumon gauche. Entre cette première branche de l'artère pulmonaire et l'aorte, existait un vaisseau de communication que nous considérons comme représentant le canal artériel. Mais il ne formait pas ici le tronc de continuation de l'artère pulmonaire, car cette dernière artère se continuait manifestement à droite, et immergeait dans le poumon correspondant. Ce vaisseau de communication était disposé de telle sorte qu'il serait difficile d'affirmer s'il appartenait plutôt à l'artère pulmonaire qu'à l'aorte. La densité, la résistance, et la couleur de ses parois semblaient indiquer que ce vaisseau provenait de l'aorte.

De la branche droite de l'artère pulmonaire que nous considérons comme la continuation du tronc, naissait, peu avant sa terminaison dans le poumon, un vaisseau de communication. Mais ici, c'était avec le tronc brachio-céphalique, tout près de l'artère sous-clavière que s'insérait cette branche anastomotique. Ce second canal artériel était beaucoup plus long et plus grêle que le premier.

Les deux grands troncs vasculaires que nous venons de décrire (l'aorte et l'artère pulmonaire) recevaient simultanément le sang du ventricule et de la même contraction. Les deux orifices de ce ventricule n'étaient séparés l'un de l'autre que par une colonne charnue un peu plus épaisse que celle des autres points de la face nterne de ce ventricule.

L'oreillette unique, située en arrière, un peu plus à droite qu'à gauche, était large, proéminait surtout à droite, nous offrait deux appendices auriculaires, quoiqu'elle ne présentât intérieurement aucune cloison de séparation. Elle recevait le sang d'un grand nombre d'ouvertures placées sur deux rangs, un pour chaque côté. A droite, et de haut en bas, on apercevait l'orifice de la veine cave supérieure, des veines pulmonaires et de la veine cave inférieure; à gauche, l'origine des mêmes vaisseaux; enfin, au bas et en avant, l'orifice très large de communication de l'oreillette et du ventricule, et du côté de cette dernière cavité, on pouvait encore reconnaître des vestiges de valvules ressemblant à celles qu'on rencontre dans les ventricules, au-dessous de l'ouverture de communication avec les oreillettes.

Cette vaste cavité auriculaire possédait donc deux veines caves supérieures, communiquant entre elles en haut, derrière le sternum, à la partie inférieure du cou. En bas, deux vaisseaux semblables, avec cette différence que celle de droite n'était qu'une veine sus-hépatique qui, au lieu de s'ouvrir dans la veine cave inférieure, arrivait jusqu'à l'oreillette. A gauche, on pouvait suivre de l'abdomen dans la poitrine la veine cave inférieure, longeant le côté gauche de la colonne vertébrale, tandis que l'aorte était à droite. A chaque veine cave supérieure aboutissait une veine azygos, et ces deux vaisseaux se réunisssaient vers la partie inférieure de la colonne dorsale.

Quelques anomalies peu importantes pouvaient encore être observées dans la disposition du système vasculaire abdominal, mais nous ne croyons pas devoir nous y arrêter.

Les viscères n'offraient rien d'assez remarquable pour être noté (1).

La partie la plus intéressante de cette observation est moins dans la situation et la configuration du cœur que

(1) Breschet. Loc. cit.

dans l'origine de ses vaisseaux. L'aorte était à droite, l'artère pulmonaire à gauche en sortant du cœur. Dans la cavité du thorax et de l'abdomen, la veine cave se trouvait à gauche et l'aorte à droite. Nous sommes en présence d'un de ces cas où il est permis d'hésiter entre une ectopie ou une transposition partielle. Mais la situation normale des autres viscères, et les vices de conformation du cœur, nous autorisent à placer ce cas parmi les ectopies.

Observation IV.

Marianne Falen, âgée de 10 ans, apporta en naissant le cœur situé hors du thorax, exactement sous le diaphragme, vers le cartilage xyphoide, à l'endroit même où se trouve ordinairement l'estomac. La mère de cette petite fille dit que son enfant était née avec des palpitations et, que depuis lors, elle les avait constamment conservées. Cependant elles n'avaient commencé à influer sur la santé de l'enfant que lorsque celle-ci avait été assez forte pour marcher et courir. Dès lors les palpitations avaient augmenté, et elle avait été sujette à des saignements de nez, surtout pendant les chaleurs de l'été, temps pendant lequel elle maigrissait sensiblement. L'examen de cette petite fille fit reconnaître que ces palpitations n'étaient rien autre que le cœur lui-même, placé à l'endroit où se trouve l'estomac. Craignant d'être trompé par la présence d'un anévrysme, la chose lui paraissant d'ailleurs étrange et extraordinaire, Ramel apporta à cet examen la plus grande attention et il n'eut plus lieu de douter de la présence de ce viscère dans l'abdomen. Le cœur était si saillant et si près des téguments, qu'il tait permis de le toucher et de le saisir avec la main. On sentait tres distinctement les mouvements de systole et de diastole, mouvements qui répondaient exactement aux mouvements du pouls. On sentait même le craquement et le frétillement des oreillettes dans leur action inverse de celle du ventricule. On pouvait aussi, en regardant cette jeune fille revêtue de son corset, compter les mouvements du cœur, lors même que cet organe n'exécutait que les mouvements ordinaires, et que Marianne Falen ne ressentait pas de battements violents. On ne distinguait d'ailleurs aucun battement, aucun mouvement dans le lieu où aurait dû se trouver ce viscère; et de plus, en cet endroit, les côtes étaient comme déprimées et moins arquées, non seulement du côté gauche, mais encore du côté droit: ce qui rendait la poitrine très bombée, tandis qu'elle était très étroite en arrière, c'est-à-dire que la ligne qui va d'un acromion à l'autre se trouvait très courte.

Cette fille avait joui d'une assez bonne santé tant qu'elle avait été au berceau. On sentait battre son cœur dans l'endroit dont nous avons parlé; on ne remarquait guère de palpitations et de mouvements désordonnés que lorsqu'elle pleurait, ainsi que le font les enfants.

Dès que cette petite fille fut assez forte pour se servir de ses jambes, courir et faire de grands mouvements, alors les palpitations augmentèrent et devinrent un véritable état maladif.

Ramel, après avoir suivi cette jeune fille pendant deux ans, trouva qu'elle était beaucoup mieux: la nature paraissait s'accoutumer à cette état. Croyant qu'elle pourrait pousser sa carrière aussi loin que les personnes régulièrement conformées, ce médecin la perdit de vue, et l'histoire de cette ectopie est restée incomplète (1).

Observation V.

Un homme au-dessous de la taille moyenne, ayant soutenu pendant longtemps les fatiques de la guerre, se retira du service à cause de douleurs néphrétiques dont il était souvant atteint. Quoiqu'il éprouvât assez fréquemment des accès de cette maladie, il se maria et eut successivement trois enfants. A la fin, le mal que rien n'avait pu arrêter devint plus intense; la fièvre s'alluma et fit des progrès,

(1) Ramel. Journal de médecine, de chirurgie, et de pharmacie; t. XLIX, p. 423.

malgré tous les moyens mis en usage. La mort seule termina ce douloureux état après une agonie de quarante heures.

Tout le bas-ventre était parsemé de taches de gangrène. Malgré l'odeur infecte qu'exhalait le cadavre, M. Deschamps, médecin à Laval, en fit l'ouverture avec M. Hubert, chirurgien. Ils désiraient seulement s'assurer de l'état des reins qui avaient sans doute été le siège du mal, surtout du rein gauche. Le rein droit était très-volumineux, dur et en suppuration. Le milieu de la capacité abdominale contenait une masse d'une dureté étonnante, au centre de laquelle il y avait un fluide sanieux. A la place du rein gauche était le cœur, enveloppé de sa membrane. Les vaisseaux, qui naissent de cet organe, se portaient en haut, et passaient dans un trou, pratiqué dans le diaphragme, pour se rendre aux poumons. Les deux poumons écartés, on ne trouva ni l'organe central de la circulation, ni de cavité qui annonçât que le cœur eût existé en cet endroit. L'état fétide du cadavre ne permit pas de pousser plus loin des recherches qui auraient été très intéressantes. Personne ne s'était aperçu du vivant du sujet de cette disposition du cœur. Les pulsations avaient été si peu sensibles, qu'on n'avait pas même soupçonné ce déplacement (1).

Observation VI.

Une petit fille, nouvellement née, portait une tumeur très volumineuse au cou et sur la mâchoire inférieure ; la bouche était béante. Le cœur, les poumons, le thymus, sortis de la cavité du thorax, par la partie supérieure de cette cavité, derrière les clavicules, venaient correspondre sur la face antérieure de la région cervicale. L'aorte était droite, et partait, comme dans l'état normal, de la base du cœur, mais se dirigeait de haut en bas, au lieu de se porter de bas en haut et de former une courbure ou crosse. La pointe du cœur était placée entre les deux branches de la mâchoire, écartées l'une de l'autre, très petites et à peine développées. Cette pointe du cœur adhérait à la langue, et celle-ci était portée hors de la bouche. Les pavillons des oreilles étaient situés très bas

(1) Cullerier. Journal général de médecine, t. XXVI, p. 275.

et semblaient correspondre à la base du crâne, et se diriger l'un vers l'autre par leur appendice lobulaire.

Le larynx et la trachée-artère, déprimés, avaient pris très peu de développement. Le sternum était fendu dans sa moitié supérieure sur la ligne médiane; et une membrane mince, fibreuse, adhérait aux deux bords de cet hiatus recouvert par la peau. Le diaphragme, ouvert sur son diamètre antéro-postérieur, et refoulé sur les deux côtés de la base de la poitrine, avait permis aux viscères du ventre de passer dans le thorax. La colonne vertébrale était fléchie en arrière, et la tête, renversée sur les omoplates, donnait à l'enfant une forme circulaire.

Le peu de développement des poumons, leur densité, leur poids qui les faisait aller au fond de l'eau, l'écartement des deux pièces de la mâchoire inférieure, le refoulement de la langue vers le palais, sa sortie de la bouche, son adhérence au cœur, enfin le petit diamètre du larynx et de la tranchée firent penser que cette enfant n'avait pas vécu. Son volume était celui d'un fœtus de sept ou huit mois. Le cordon ombilical s'insérait très près du pubis; et les membres abdominaux étaient très petits et renversés en arrière (1).

Toutes ces ectopies sont des ectopies internes, c'est-à-dire que les organes passent d'une cavité dans une autre, mais n'apparaissent pas au dehors. Nous allons citer maintenant un certain nombre d'observations dans lesquelles on verra les malformations devenir telles, que les viscères s'échapperont des cavités qui les renferment, et se montreront à nu, en dehors des téguments.

Observation VII.

Il naquit à Grenoble un fœtux monstrueux, mort, mais que sa mère avait senti remuer peu de temps avant sa naissance, et qui

(1) Breschet. Loc. cit.

était de huit mois, bien conformé dans toutes ses parties, aux dérangements près qui le rendaient monstrueux. Nous n'en rapporterons que le plus singulier. Celui-là portait son cœur au dehors, pendu à son col comme une médaille, de sorte qu'il pouvait aller et venir sur sa poitrine. Ce cœur était d'une conformation naturelle, sans péricarde, attaché à ses gros vaisseaux qui lui tenaient lieu de cordons et qui étaient à découvert comme lui. Ils avaient un passage du dedans au dehors par le bas de la partie antérieure du cou.

M. de Vaubonnais envoya cette relation à M. Parent, bien attestée par les médecins et chirurgiens de Grenoble (1).

Observation VIII.

Chez un fœtus mâle, qui ne donna que pendant cinq heures quelques signes de sa frêle existence, le cœur, régulier sous le rapport de son volume et de sa forme, était hors de la poitrine et correspondait à la pointe du cartilage xyphoïde, sans cependant qu'il y ait de fissure au thorax ou au diaphragme. Dépourvu de péricade il dirigeait sa pointe en haut et obliquement à gauche. L'oreillette droite, portée en arrière et inclinée en bas, arrivait jusque près du foie. En relevant le cœur, on apercevait les veines caves, l'aorte, l'artère et les veines pulmonaires, qui pénétraient dans le thorax au-dessous du cartilage ensiforme, enveloppés par du tissu cellulaire et par une portion du diaphragme, de telle façon que la cavité thoracique semblait être fermée de toutes part. Cet enfant offrait encore une éventration avec issue de tous les viscères abdominaux. Le foie, situé au-dessous du cœur, volumineux, ovalaire, un peu réniforme, n'était point suspendu par son ligament. Le cordon ombilical avait conservé sa place ordinaire; la vésicule biliaire était très petite. La capsule surrénale, volumineuse, adhérait au rein. L'estomac était, dans sa majeure partie, caché sous le foie. Les épiploons et l'intestin grêle se voyaient à nu; et les téguments offraient une ouverture de la grandeur d'un œuf d'oie, s'étendant

(1) Vaubonnais. Histoire de l'Académie royale des sciences, pour 1712.

de l'appendice sous-sternal jusqu'à l'ombilic. Le péritoine s'unissait à la peau sur les bords de cette fente (1).

Observation IX.

Sandifort décrit un exemple de déplacement du cœur, dans lequel cet organe était situé à la partie moyenne du thorax hors de cette cavité, dans une fossette produite par le manque de sternum, et dont les cartilages costaux formaient les bords. Le cœur, entièrement nu et dépourvu de péricarde, avait sa base dirigée en bas, et son sommet porté en haut et à gauche. Cette petite fille, dont les membres étaient bien conformés, vécut un peu plus d'un jour. On apercevait à l'extérieur une grande partie de l'oreillette gauche, et la totalité de l'oreillette droite. Les contractions du cœur ne produisaient jamais la déplétion complète de l'organe : et le mouvement était plutôt vermiculaire, que vigoureux et de totalité. L'ampliation de l'organe se faisait et à la base, et au sommet. Dans la loge contenant le cœur était exhalée une humeur onctueuse. Après la mort, on vit que le sternum manquait entièrement, que la fossette était formée par les muscles intercostaux, recouverts à l'intérieur par la plèvre, et à l'extérieur par une lame épidermique (2).

Observation X.

Martinez raconte l'histoire d'un enfant à terme, fort et vigoureux, chez lequel, le cœur pourvu de son enveloppe propre, mais privé de péricarde, était hors de la cavité thoracique et se voyait sur la partie antérieure de cette cavité, laissant voir distinctement ses mouvements de diastole et de systole. La main sentait aisément ces battements; et si la pression était continuée, la respiration

(1) Schulz. Abhandlung der Königl schwed. Akadémie der Wissenschaften, Uebers, etc.

(2) Sandifort. In actis Helveticis, t. VII, p. 59.

s'embarrassait, comme dans les accès d'asthme. On ne reconnaissait aucun changement dans la figure du cœur, dont la pointe, légèrement recouverte de tissu graisseux, regardait en avant. La base, tournée en arrière directement, adhérait au centre du thorax par les téguments communs qui l'entouraient. Le sternum, fendu de l'articulation des clavicules jusqu'au cartilage ensiforme, donnait issue à ce viscère, et, dans toute la longueur des bords de la fissure, on voyait une ligne rouge. L'intérieur du cœur avait une disposition normale. Cet enfant naquit à Madrid en l'année 1706, et ne vécut que douze heures (1).

Observation XI.

En 1745, une femme accoucha en Prusse d'une fille portant sur le thorax une tumeur qu'à ses battements on reconnut être le cœur. Des efforts pour faire rentrer cet organe dans la poitrine ayant été exercés sans succès, on les cessa, dans la crainte de les rendre nuisibles, et l'enfant fut enveloppée dans des linges chauds et des coussins. Peu d'heures après sa naissance, elle eut des évacuations alvines, elle urina plusieurs fois, et prit le sein de sa mère. Cette enfant, née à terme, d'une complexion frêle, était, l'ectopie du cœur exceptée, bien conformée et bien nourrie. Le cœur, logé dans une fossette oblongue, à la partie moyenne du thorax, manquait de péricarde. La pointe de cet organe avait un volume, non seulement égal, mais plus grand que celui de la base. La direction était verticale. Son côté droit regardait en avant, et son côté gauche en arrière. Le fond de la fossette était formé, par la peau d'une part, et par le médiastin de l'autre. L'ouverture du thorax était arrondie, et la peau adhérait sur ses bords. L'oreillette droite était plus grande que la gauche. On reconnut que ce fœtus avait deux veines caves supérieures. La veine azygos se rendait dans la veine cave droite. L'oreillette droite recevait les veines caves supérieure et inférieure du côté droit, tandis que l'oreillette gauche était l'aboutissant de la veine cave

(1) Martini Martinezi observatio rara [de corde in monstruoso infantulo, ubi obiter et noviter de motu cordis et sanguinis agitur. Matriti 1723,

supérieure du même côté et des veines pulmonaires. Le trou de Botal était encore béant, et la cloison des ventricules perforée dans la partie supérieure, permettait une libre communication entre ces deux cavités. L'artère pulmonaire émergeait du ventricule droit; mais l'aorte tirait son origine des deux cavités ventriculaires. Cependant, à droite son embouchure était étroite, tandis que, à gauche, elle était large. Le canal artériel, petit, ne devait livrer passage qu'à peu de sang. L'enfant n'avait vécu que trente-six ou quarante heures environ (1).

Observation XII.

Le 30 juin 1814, on apporta à l'hospice de la Maternité un enfant femelle nouveau-né, qui présentait à la partie supérieure et antérieure de l'abdomen une tumeur molle, hémisphérique, élevée d'à peu près 30 millimètres, large d'environ 60 millimètres, et dans laquelle on distinguait à la simple inspection, et d'une manière très évidente, la forme et les mouvements alternatifs d'élévation et d'abaissement du cœur, de dilatation et de contraction de ses ventricules.

L'apparence et le volume de cette tumeur qui, de la partie antérieure et inférieure du thorax, s'étendait presque à la hauteur de l'ombilic, changeait à chaque instant, suivant l'état de la respiration. Quand l'enfant inspirait, le cœur se relevait; il remontait et paraissait rentrer en partie dans le thorax: quand il expirait, le cœur se portait en avant et en bas, et les mouvements de ses ventricules étaient plus apparents. La tumeur augmentait sensiblement de volume et était plus tendue lorsque l'enfant criait, et surtout lorsqu'on le tenait debout: elle diminuait et devenait plus molle, lorsqu'il était tranquille et couché sur le dos, un peu sur le côté, les membres à demi fléchis.

Une pression graduée faisait disparaître la tumeur; le cœur dont on sentait très bien les battements, s'enfonçait et paraissait rentrer dans le thorax; mais la respiration de l'enfant était alors moins facile; et, dès que l'on cessait la pression, la tumeur reprenait sa

(1) Walteri. Mus. anat., n° 826.

forme première, et le cœur s'échappait avec une sorte de bruissement.

En examinant plus particulièrement le contour de cette tumeur, on reconnaissait à la partie antérieure et latérale gauche du thorax, une large ouverture ou échancrure, qui, autant que l'on pouvait en juger à travers l'épaisseur des chairs, commençait au-dessous du bord de la quatrième côte sternale, était formée en dedans par une partie du sternum, et en dehors par l'extrémité des côtes qui avaient été détruites, ou n'avaient pas pris l'accroissement et l'étendue qu'elles ont ordinairement. L'extrémité supérieure des muscles droits paraissait manquer, au moins du côté gauche ; ou bien ces deux muscles étaient fort écartés l'un de l'autre, car les parties déplacées ne paraissaient recouvertes que par la peau, qui en avant et en haut, était d'une grande ténuité, semi-diaphane, mais qui paraissait plus épaisse en bas, et du côté de l'ombilic, et présentait en cet endroit une large tache brunâtre et d'une forme irrégulière. Il paraissait aussi, d'après le volume de la tumeur, qu'elle contenait une portion du foie, et que le cœur était appuyé sur la face convexe de cet organe, et y exécutait ses mouvements (1).

Observation XIII.

M. Cruveilhier cite l'observation d'une petite fille pleine de vie et fortement constituée, chez laquelle le cœur était placé en dehors de la poitrine. Il s'était échappé de cette ouverture à travers une perforation circulaire qui occupait la partie supérieure du sternum. Cette perforation semblait moulée sur l'espèce de pédicule formé par les gros vaisseaux qui partent du cœur, et par ceux qui s'y rendent. Le cœur était complètement mis à nu, comme sur un animal dont on aurait enlevé le sternum et incisé le péricarde. La couleur était pâle, si bien qu'au premier abord, on aurait pu croire qu'il était encore recouvert de son enveloppe fibreuse ; sa surface était desséchée.

Le cœur changeait de position suivant l'attitude que l'on don-

(1) Chaussier. Bulletin de la Faculté de médecine de Paris, t. IV, p. 93.

nait à l'enfant. Lorsqu'on plaçait le tronc dans une situation verticale, le cœur, obéissant à son propre poids, descendait d'une manière notable au-devant du sternum. Les vaisseaux qui lui servaient, de pédicule apparaissaient alors au devant de la perforation, tiraillés qu'ils étaient par le cœur; et cette traction était douloureuse, car le cœur précipitait ses contractions, et l'enfant poussait des cris aigus qui cessaient, aussitôt qu'on lui redonnait la position horizontale. L'axe du cœur était d'ailleurs vertical et non point oblique, comme dans sa situation ordinaire. Le contact de cet organe, et même une pression legère ne troublaient pas son action, et ne paraissaient pas causer de douleur.

La portion ventriculaire du cœur était essentiellement constituée par le ventricule gauche.

Le ventricule droit n'était vraiment qu'un appendice, et ne concourait nullement à la formation du sommet de l'organe. Dans l'attitude naturelle du cœur, on ne voyait des oreillettes que les auricules, qui apparaissaient comme deux petits ailerons à la base du cœur, qu'ils débordaient de chaque côté. Pour voir le corps des oreillettes, il fallait renverser le cœur, position qui arrachait à l'enfant des cris aigus.

Les oreillettes parurent très peu développées. (1).

Observation XIV.

Le 20 août 1850, le Dr Follin présenta un fœtus monstrueux, offrant, entre autres difformités, une ectopie du cœur. Chez cet enfant qui succomba après trois ou quatre inspirations, la tête, les membres et la partie supérieure de la poitrine étaient normalement conformés. Mais de la partie antérieure et inférieure du côté gauche de la paroi abdominale sortaient plusieurs viscères importants. Le cœur faisait saillie à travers une perforation du diaphragme: cet organe, dirigé obliquement de haut en bas, et de droite à gauche avait subi une inversion telle que sa face postérieure était dirigée en avant; aussi distinguait-on très nettement les oreillettes et les ventricules. Le cœur était complètement recou-

(1) Cruveilhier et Monod, Gazette médicale de Paris, 1841.

vert par son enveloppe péricardique, et la pointe du péricarde était fixée par un long ligament fibreux au tégument externe. Les gros troncs vasculaires faisaient communiquer le cœur avec l'intérieur de sa cavité splanchnique. On apercevait deux petits lobules appartenant au poumon gauche. Ces portions de poumon communiquaient avec la cavité pleurale par un pédicule assez mince qui les reliait au reste de la masse pulmonaire. Au-dessous du cœur, on voyait le foie dont la forme générale n'avait pas changé. Le petit lobe de Spigel occupait, par rapport à l'estomac, sa position normale. A gauche du foie se trouvaient l'estomac et la rate, qui était fixés par l'épiploon gastro-splénique. Au-dessous d'eux, on distinguait une certaine étendue de l'intestin grêle, Point de trace apparente du gros intestin dans sa position ordinaire. En écartant l'intestin grêle qui flottait librement, on reconnut, de chaque côté, les reins assez volumineux ; et, au-dessous d'eux, de petits corps, qu'à leur configuration générale on crut être les testicules, surmontés de leur épidydime.

L'appareil génital externe se composait d'un appendice assez analogue à un clitoris, entouré de deux replis cutanés. De chaque côté, et au-dessous, dans une sorte de rigole, on distinguait deux petits pertuis correspondant aux ouvertures des uretères; car la vessie faisait défaut, ainsi que l'ouverture anale.

Mais, un peu au-dessus de l'appendice génital, on trouvait, dans une sorte d'enfoncement, deux ouvertures, dont l'une correspondait à la terminaison de l'intestin grêle; et, après un pouce et demi de trajet, se terminait en cul-de-sac.

Cet enfant présentait en outre deux pieds bots (1).

Observation XV.

Fleischmann a décrit un fœtus à terme dont le sternum était si court que les premières côtes arrivaient seules jusqu'à lui, tandis que toutes les autres ne s'y rendaient que par de longs cartilages recourbés et ascendants. Un sac volumineux, à col étroit, très saillant, arrivait jusqu'à l'hypogastre, contenait dans sa partie supé-

(1) Follin. Archives générales de médecine, 1850.

rieure l'organe principal de la circulation, dont une ouverture du diaphragme avait permis la sortie, et, outre le péricarde, il paraissait encore recouvert par une membrane provenant du péritoine (1).

Observation XVI.

Un fœtus vint au monde au huitième mois de la gestation, et donna quelques signes d'existence pendant peu d'instants. Au côté droit de l'appendice ensiforme, on voyait une tumeur comme pédiculée, ressemblant à une hernie, et paraissant formée par les téguments communs. Le foie et les circonvolutions intestinales se laissaient apercevoir à travers la faible épaisseur de l'enveloppe. Lorsqu'on l'eut divisée, on reconnut que non seulement les viscères du ventre, mais encore ceux de la poitrine, composaient cette tumeur. Le cœur, renfermé dans son péricarde, fut trouvé au-dessous d'uue membrane comparable au diaphragme (2).

Observation XVII.

Pinelli a observé, sur un fœtus de sept mois qui vécut quelques heures, le cœur dépourvu de péricarde, situé dans la région du cartilage xiphoïde, proéminant ainsi que les viscères du ventre, recouverts seulement par le péritoine; car les muscles et la peau manquaient à la paroi antérieure de l'abdomen. Le sternum et le médiastin n'existaient point. Les côtes gauches étaient refoulées et couchées sur la colonne dorsale; et cette moitié du thorax était, par cela même détruite. Aussi le poumon gauche manquait-il; car on ne pouvait considérer comme telle une masse d'apparence charnue, adhérente à la partie gauche du cœur (3).

(1) Fleischmann. De vitiis congenitis circa thoracem et abdomen.
(2) Voigtel. Fragmenta semiol. obstétric., 1792.
(3) Pinelli. Giornale di litterati d'Italia, t. 36.

Observation XVIII.

Chez un enfant du sexe féminin, né avant terme, la colonne vertébrale était tellement courbée à gauche, que les côtes correspondantes venaient toucher l'os des îles. Une tumeur insolite occupait l'épigastre, et s'étendait du cartilage xiphoïde jusqu'à l'ombilic. Une membrane recouvrait cette tumeur ainsi que le cordon ombilical placé à la partie inférieure de cette tumeur.

Cette membrane ayant été incisée, on en vit une seconde mince, pellucide, transparente, laquelle était manifestement le péritoine. Après l'avoir divisée, on découvrit non seulement les viscères abdominaux, mais encore le cœur qui avait abandonné sa situation naturelle pour former la tumeur. A la partie supérieure était le cœur distinct par son péricarde aplati, et reposant dans une fossette sur la convexité du foie. Les viscères abdominaux n'avaient rien d'étrange dans leurs dispositions. L'aorte descendante se terminait par l'artère ombilicale, de manière que le cordon n'avait qu'une artère très grosse.

Les artères iliaques n'étaient que des rameaux grêles, sortant de l'aorte un peu avant sa terminaison (1).

Observation XIX.

Un enfant du sexe féminin vint au monde très heureusement à la fin du huitième mois d'une première grossesse. Il donna à sa naissance quelques signes de vie. Le placenta, qui ne paraissait avoir aucune connexion avec l'enfant, se détacha très facilement. Cette petite fille, extrêmement difforme, pesait à peu près 957 grammes. La teinte du visage était celle des mulâtres; la peau était très ridée. Le diamètre transverse de la tête était de 0 m. 064; le longitudinal de 0 m. 093, et le diamètre oblique de 0 m. 108. Elle avait les cheveux noirs et assez longs. Les fontanelles, et l'écartement des os sur les points correspondant aux sutures, étaient très larges. Les

(1) Sandifort. Loc. cit.

pavillons des oreilles, plats, mous, sans cartilages, les ongles à peine visibles.

L'enfant était bien conformée jusqu'à la base de la poitrine. Mais, dans cette région, les téguments communs cessaient tout à coup comme s'ils avaient été coupés, de sorte que tous les viscères abdominaux étaient à nu, ou couverts seulement par le péritoine. Le membre gauche manquait, et le toucher ne pouvait faire reconnaître les os du bassin que sur le côté droit.

Le rachis était fléchi à droite, à la hauteur de la première vertèbre lombaire, sous un angle tellement aigu, que le grand trochanter droit se trouvait placé sous l'aisselle, et que les côtes correspondantes étaient très déprimées.

L'enfant n'avait que 0 m. 175 de longueur. Par un effet de cette flexion de la partie inférieure de la colonne vertébrale et du bassin l'anus venait correspondre au-dessus de l'organe de la génération, et l'entrée du vagin était supérieure au clitoris. Les grandes lèvres étaient très saillantes.

Tous les viscères abdominaux, le foie, l'estomac, la rate et la masse intestinale pendaient librement hors du ventre, revêtus seulement par le péritoine, dont la circonférence semblait s'unir par cicatrisation avec la peau, dans le lieu où nous avons dit que les téguments disparaissaient brusquement.

Le cœur lui-même, recouvert par le péritoine, s'avançait en très grande partie hors de la cavité abdominale. Le diaphragme était cependant très distinct, adhérait au foie par son bord supérieur, et on pouvait aisément apercevoir son ligament suspenseur. Ce viscère très volumineux, ovalaire, échancré vers son milieu, remplissait presque tout l'abdomen.

On pouvait suivre de l'œil tout le trajet de l'intestin grêle. Le jéjunum et le cæcum fermaient la partie inférieure de l'enfant, et n'étaient retenus que par le même feuillet péritonéal.

Les autres viscères abdominaux, déplacés et saillant hors du ventre, n'offraient aucune autre particularité remarquable. On ne put découvrir les traces du cordon ombilical, ni des vaisseaux ombilicaux (1).

(1) Meckel. Archiv. für die physiol., t. II, p. 391.

Observation XX.

Le fœtus, dont Hérold fait l'histoire, était à terme, et vint au monde sans donner signe de vie.

Non seulement il n'y avait ni téguments ni muscles à l'abdomen, mais encore on ne voyait ni bassin, ni membres abdominaux, ni aucune trace de parties génitales. Tous les viscères du ventre pendaient hors de cette cavité, et n'étaient recouverts que par une membrane mince. Le foie, de grandeur naturelle, divisé, mais peu distinctement, en deux lobes, offrait une scissure dans laquelle s'insérait le cordon ombilical. Au-dessus du foie, et à gauche, proéminait le cœur, renfermé dans sa capsule, et transversalement placé. Le diaphragme manquait (1).

Observation XXI.

Chez un fœtus, dont parle Prochaska, une fente, allant de l'appendice sternal à l'ombilic, permettait l'issue, non seulement des viscères de l'abdomen, mais encore de ceux de la poitrine. A la partie supérieure de cet hiatus, proéminaient le cœur, enveloppé de son péricarde, les cornes du thymus, et l'extrémité du lobe inférieur du poumon gauche. Le diaphragme était fendu derrière le cartilage ensiforme et porté en arrière. L'estomac, dirigé transversalement, correspondait au-dessous du cœur. A gauche était la rate et à droite le foie. Ces parties étaient recouvertes par le péritoine, qui adhérait à la peau sur les bords de l'ouverture. La partie supérieure du crâne manquait, ainsi que les téguments, et une membrane fine recouvrait cette partie de la tête. Continue au cuir chevelu, cette membrane adhérait à la dure-mère. Les doigts de la main gauche, le pouce excepté, étaient mutilés (2).

(1) Hérold. Archiv. für die Geburtsh, t. I.

(2) Prochaska. Adnotationes academicœ, fasc. III, p. 172.

Observation XXII.

Un enfant naquit à terme et vécut sept jours. Sur la partie antérieure de l'abdomen, depuis l'extrémité ensiforme du sternum jusqu'au-dessous de l'ombilic, les téguments communs manquaient; et un sac, formé par des membranes minces et transparentes, les remplaçait. Du centre de cette espèce de poche sortait le cordon ombilical qui se portait vers le côté gauche. Toute la circonférence de ces membranes transparentes s'unissait à la peau proprement dite, et se continuait avec son tissu. Dans l'intérieur de ce sac, qui avait quelque analogie avec les membranes de l'œuf, mais qui avait plus d'épaisseur que n'en a l'amnios ou le chorion, on distinguait un corps globuleux, se mouvant très distinctement et qui paraissait être le cœur.

Après la mort de l'enfant, lorque l'on fit l'examen de son corps, on trouva le cœur situé profondément dans la région épigastrique, en rapport avec une cavité creusée sur la face supérieure du foie. Toute la partie aponévrotique et centrale du diaphragme manquait, ainsi que la portion inférieure du péricarde. Les poumons, recouverts par les plèvres, comme à l'ordinaire, avaient leur volume et leurs formes naturelles. Le thymus était énorme, et s'étendait sur toute la face postérieure du sternum. Le cœur n'était composé que d'une oreillette et d'un ventricule très vastes. Du ventricule sortait un tronc artériel qui montait entre les deux plèvres, immédiatement derrière le thymus; et, après avoir traversé longitudinalement la cavité thoracique, se divisait en deux grosses branches, dont l'une ascendante, était l'aorte, et l'autre l'artère pulmonaire. Ces deux vaisseaux se comportaient dans leur trajet ultérieur comme dans l'état normal, à cela près que ni l'aorte, ni ses branches ne fournissaient d'artère bronchique au poumon. Dans le point de séparation de ces deux vaisseaux, l'aorte avait 0^{m},03 de diamètre; l'artère pulmonaire était moins grosse d'environ un quart. La veine cave inférieure s'ouvrait dans la partie inférieure et antérieure de l'oreillette. Les deux veines sous-clavières se réunissaient derrière le médiastin pour former la veine cave supérieure, laquelle, située sur le côté gauche et antérieur de l'aorte descendante, recevait bientôt deux gros troncs veineux venant du poumon, et la veine azygos; d'où résultait un tronc unique, qui, s'élargissant peu à peu, finissait par former l'oreillette du cœur. Il n'y avait pas non plus de veines bronchiques, en sorte que la nutrition du poumon s'opérait par les artères et les veines pulmonaires. Le foie présentait, au lieu de ligament suspenseur, une cavité contenant le cœur (1).

Nous nous bornerons à ces vingt-deux exemples, car nous pensons qu'un plus grand étalage de faits analogues serait sans intérêt; et nous terminerons cette longue suite d'observations par l'exposé de quelques cas curieux que leur étrangeté nous empêche de passer sous silence.

Lemery parle d'une petite fille qui vécut huit jours, et qui était si belle que Lebrun avait voulu la peindre. Toutes les parties de son corps étaient bien conformées, si ce n'est qu'il n'y avait ni foie, ni rate, ni intestin; mais une masse charnue, qui occupait leur place, communiquait avec l'estomac, et n'avait pas d'ouverture par le fondement(2).

Chaussier rapporte que Baudelocque lui a affirmé avoir trouvé dans un enfant, qui mourut peu de temps après sa naissance, deux cœurs distincts, l'un situé dans le thorax, l'autre dans l'abdomen. Ces deux cœurs étaient réunis et communiquaient ensemble par diverses ramifications vasculaires (3).

Enfin, en 1812, M. Béclard, alors interne à l'hospice

(1) Wilson. Philosophical transactions, 1789, p. 346.
(2) Lemery. Hist. de l'Académie royale des sciences, 1704, p. 21.
(3) Chaussier. Loc. cit.

de la Maternité, eut l'occasion de faire l'autopsie d'un enfant singulièrement difforme dans plusieurs de ses parties. Il y avait surtout à la base du cordon ombilical une tumeur herniaire, qui non seulement contenait la plupart des viscères abdominaux, mais encore le cœur; et cet organe, dont la base se trouvait tournée du côté de l'ombilic était attaché par sa pointe à la partie antérieure du palais (1).

De la lecture de toutes ces observations, il résulte d'abord cette impression générale, que, sauf deux cas (obs. IV et V), tous les sujets sont des enfants nouveau-nés, affectés de malformations considérables, incompatibles avec la vie. La cause de l'ectopie est toujours saisissable. En effet, si nous considérons les différentes variétés de l'ectopie d'un organe, du cœur, par exemple, nous reconnaissons de suite que la production de ce genre de déviation doit se rapporter à un retard dans le développement de quelque appareil organique, et que toutes les circonstances de l'ectopie peuvent être expliquées d'après les lois de l'évolution. En considérant d'abord la direction du cœur, nous voyons que, dans les premières périodes, il est parallèle à l'axe du corps, et qu'il n'appartient ni à l'une ni à l'autre des cavités thoraciques.

Cette disposition se retrouve dans les animaux, de sorte que l'obliquité du cœur et son inclinaison à gauche forment un des caractères propres à l'espèce humaine. Ce caractère commence à s'affaiblir chez les qua-

(1) Breschet. Loc. cit.

drumanes et ne se retrouve plus chez les autres mammifères.

Suivant Breschet, l'obliquité du cœur, son inclinaison à gauche, la situation de l'aorte sur le côté gauche de la colonne dorsale, tiennent au mode de développement du rachis, composé manifestement de deux moitiés dans les premières périodes de la vie intra-utérine. En général, la moitie droite du corps a dans son évolution plus de précocité que la moitié gauche. (1) Aussi voit-on le plus souvent, pour ne pas dire presque toujours, les vices de conformation primitive arriver plutôt à gauche qu'à droite, ainsi qu'on a pu le voir dans la malade qui fait l'objet de notre deuxième observation personnelle.

Le rachis, se développant plutôt de ce dernier côté, rejette l'aorte sur son côté gauche, et, par un effet tout naturel, le cœur obéit aux mouvements de l'aorte. Mais si, par une circonstance fortuite, et dont nous ignorons la cause, la moitié gauche du rachis se développe d'une manière plus précoce, alors l'aorte est portée à droite, et elle entraîne le cœur avec elle, lui donne une direction en rapport avec ses fonctions et le mode de circulation qui se fait dans ses organes.

Le plus souvent, l'ectopie d'un viscère au dehors résulte de la préexistence d'une fente sur la ligne médiane du corps. Il nous serait facile de démontrer que cette ligne médiane est le lieu où le développement se fait en dernier. Aussi les monstruosités qui dépendent

(1) Gaëtan Delaunay. Biologie comparée du côté droit et du côté gauche. Thèse de Paris, 1874.

d'un hiatus ou d'une fente sur cette ligne sont-elles les plus fréquentes, parce que le développement se fait de la circonférence au centre. Il est, pour ainsi dire, centripète. Il est commun de rencontrer des becs-de lièvre, des écartements des deux pièces du frontal, des pariétaux, de l'occipital, des spina-bifida, des extrophies de la vessie, et surtout ces tumeurs à l'ombilic qu'on nomme des exomphales. Le sternum lui-même est fendu sur la ligne médiane dans les premiers mois de l'évolution, et les points d'ossification se font sur les deux côtés de cette ligne. Le diaphragme est formé primitivement de deux muscles latéraux, ou de deux portions distinctes qui peuvent quelquefois rester séparées plus longtemps que ne le veulent les lois de l'évolution normale. Alors des viscères abdominaux peuvent passer dans le thorax, ou bien les viscères thoraciques s'engager dans cet hiatus et arriver ainsi dans l'abdomen.

Mais, dans tous ces cas, l'organe s'est déplacé en masse. Se trouvant en rapport avec une ouverture anormale, pressé de toute part par les viscères environnants, il s'est précipité par cette ouverture, soit au dehors, soit dans une cavité voisine, et il a contracté avec les organes contenus dans cette cavité des rapports anormaux. Tout est possible dans les cas d'ectopie. On a vu le cœur occuper tour à tour la cavité droite du thorax, l'abdomen, la région cervicale, faire hernie à l'extérieur, pendre au cou du sujet comme une médaille, etc. Il n'y a pas deux observations qui se ressemblent complètement : c'est ce qui nous a obligé à les citer in extenso. En un mot, ce sont là de véritables monstruosités.

Peut-on en dire autant des inversions splanchniques? Non, assurément. Ici règne un ordre parfait. Les viscères ont été formés à la place où on les trouve; leurs relations normales sont conservées. Tous les cas se ressemblent à un tel point, qu'il suffit d'en citer un seul pour les faire connaître tous. L'individu ainsi conformé est aussi bien constitué qu'un individu ordinaire, et il peut parvenir à l'extrême vieillesse sans que l'inversion ait jamais été soupçonnée. On sent qu'on se trouve en présence d'un phénomène, dont la cause physiologique a précédé le développement de l'embryon; tandis que, pour les ectopies, c'est une cause pathologique qui est venue se mettre en travers, et donner une direction vicieuse à la formation primitivement régulière du fœtus.

Une autre différence entre l'ectopie et l'inversion d'un organe, c'est que, dans l'ectopie, le viscère reste toujours identique à lui-même; ses rapports seuls sont changés. Or, n'oublions jamais qu'un organe transposé est symétrique d'un organe normal, non seulement dans ses rapports, mais aussi dans sa forme et sa conformation intérieure. Ainsi, un cœur atteint d'ectopie présentera toujours à gauche ses cavités artérielles, et à droite ses cavités veineuses; tandis qu'un cœur transposé offrira ses cavités veineuses à gauche et ses cavités artérielles à droite. Si, après l'autopsie d'une ectopie cardiaque, on dépose cet organe sur une table d'amphithéâtre, il sera impossible, à la simple inspection du viscère, d'affirmer qu'il provient d'un individu ayant présenté ce genre d'anomalie ; tandis qu'un cœur transposé, symétrique d'un cœur ordinaire, sera toujours reconnaissable, même quand il serait isolé, et que ses rapports avec les autres viscères feraient complètement défaut.

Il en est de même des poumons, de l'estomac, du foie, etc. Le poumon trilobé qui chez l'individu normal présente son hile à gauche, le présentera à droite chez l'individu transposé et réciproquement.

Nous venons de voir que l'ectopie s'accompagne toujours de malformations congénitales plus ou moins considérables. Aussi, lorsque l'on voit un cas comme notre deuxième observation, dans lequel le cœur seul n'est pas à sa place ordinaire; quand, d'un autre côté, on remarque des arrêts de développement de la moitié gauche du thorax, de l'avant-bras et de la main gauches, on est en droit de supposer qu'on a plutôt affaire à une ectopie qu'à une transposition : ectopie probablement causée par la capacité trop restreinte de la cavité gauche de la poitrine. Pendant la période embryonnaire, cet organe ne pouvant se développer à l'aise dans un thorax rétréci, s'est échappé en masse; et, trouvant dans la cavité droite plus d'espace, y est resté. Pourtant, c'est là une hypothèse que nous émettons avec beaucoup de réserve. Le diagnostic étant impossible à établir, l'autopsie seule pourrait lever tous les doutes.

Mais, si nous établissons entre l'ectopie et l'inversion une différence essentielle; si nous reconnaissons pour la première une cause pathologique et pour la seconde une cause physiologique, nous avouons que le second phénomène ne met pas à l'abri du premier : nous reconnaissons qu'un sujet transposé peut être atteint d'ectopie. Alors, la complexité du problème devient telle, qu'il est difficile, dans un cas donné d'ectopie greffée sur une transposition, de rapporter chaque effet à sa véritable cause.

D'un autre côté, si cette complication possible est embarrassante pour le diagnostic, son existence bien constatée éclaire d'un jour tout nouveau l'étiologie si obscure des transpositions incomplètes. La cause de l'inversion splanchnique totale et régulière nous est encore inconnue; mais nous pouvons affirmer qu'elle existe. Aussi, sans nous en inquiéter pour le moment, il nous semble logique de nous demander si un certain nombre de cas de transposition partielle ne seraient pas des inversions splanchniques régulières modifiées par une ectopie arrivée postérieurement. Et avant de développer cette idée qui n'est certes qu'une hypothèse, mais une hypothèse s'appuyant sur des faits, je tiens à exprimer nettement l'opinion que la lecture des observations de transposition viscérale a fait naître dans mon esprit.

En voyant l'ordre, la symétrie, la conservation des rapports organiques maintenant l'intégrité complète des fonctions chez les individus transposés, j'en suis arrivé à considérer cet état comme aussi normal que l'autre, aussi régulier et aussi naturel. Dans ma pensée, l'humanité, considérée au point de vue anatomique, se partage en deux moitiés extrêmement inégales. Dans l'une, les organes offrent la configuration et les rapports tels qu'ils sont décrits dans tous les traités d'anatomie; dans l'autre, les organes offrent une configuration et des rapports symétriquement inverses.

La première moitié constitue l'extrême fréquence, et la seconde, l'extrême rareté.

Selon moi, quand on recherchera la cause de ce curieux phénomène, on ne devra pas se poser cette question : « Pourquoi l'inversion existe-t-elle? » mais cette autre question, toute différente de la première, bien que conduisant au même résultat : « Pourquoi la disposition ordinaire existe-t-elle, et pourquoi est-elle la plus fréquente? » La réponse à cette question sera en même temps celle qui fera le mieux connaître la cause des transpositions viscérales.

Si nous nous sommes un peu écartés de notre sujet dans cette digression sur les causes de l'inversion splanchnique, c'est qu'il était nécessaire de bien poser la question, et de montrer que, au point de vue fonctionnel, on ne doit établir aucune différence entre un individu ordinaire et un individu transposé.

Ceci posé, examinons ce qui peut se passer.

Chez un individu ordinaire, comme celui qui fait le sujet de notre deuxième observation, tous les organes sont à leur place ordinaire, sauf le cœur, dont la pointe bat à droite, au lieu de se faire entendre à gauche. Il y a là une anomalie, occasionnée par l'atrophie des côtes gauches, atrophie qui a été la cause probable de l'ectopie du cœur. Prenons maintenant un sujet transposé, chez lequel l'état normal du cœur est d'avoir sa pointe à droite, et supposons la même cause, ou une cause analogue d'ectopie. Chez cet individu, le déplacement du cœur se produira à gauche; et, à l'autopsie, on décrira un cas de transposition incomplète, chez un sujet dans lequel tous les organes sont inversés, sauf le cœur. Or, on aperçoit de suite l'erreur de cette conclusion, car le cœur n'en sera pas moins transposé, puisqu'il aura à droite ses cavités artérielles et à gauche ses cavités veineuses : de plus, il aura contracté des rapports anormaux, puisqu'il sera en relation avec le poumon trilobé. Pour l'observateur qui ne raisonnera pas comme nous, le cœur seul sera resté normal au milieu d'une gigantesque anomalie; pour nous, au contraire, le cœur seul sera déplacé, et c'est ce déplacement qui produira la monstruosité. Nous serons en présence d'un cas symétriquement inverse de celui que nous avons été à même d'observer; mais cette symétrie même nous autorise à affirmer que, dans ces deux exemples, nous nous trouvons en présence d'une seule et même anomalie.

Et que l'on ne nous accuse pas d'avoir inventé à plaisir un cas de ce genre, pour soutenir l'hypothèse que nous défendons. On n'a qu'à se rapporter à notre tableau, et à consulter les observations de X... (35), Meyer (58), Meyer (60), Virchow (71), Debonie (72), Sabatier (80), Powell et Douglas (85), pour voir que nous nous appuyons sur des faits. Je sais bien que, dans chacun de ces cas, on nous accusera d'admettre gratuitement une ectopie sans en montrer les causes. A cela nous répondrons :

1° Cette anomalie reconnaissant pour cause un arrêt de développement, souvent léger en apparence, et ne se manifestant plus que par quelques indices peu saisissables, comme des becs-de-lièvre, des atrophies plus ou moins considérables des côtés, des malformations des organes intérieurs, etc., on est en droit de se demander si tous les observateurs ont toujours scrupuleusement indiqué tous les détails de l'observation, et s'ils n'ont pas quelquefois négligé un fait qui pouvait leur paraître n'avoir aucune connexion avec l'inversion splanchnique. En effet, lorsqu'ils se trouvaient en présence d'un sujet présentant une transposition totale des viscères, le cœur excepté, comme ils n'avaient pas présente à l'esprit l'hypothèse que nous émettons, ils n'ont pas dû songer à rechercher les causes d'une monstruosité qui, pour eux, n'existait pas, puisqu'ils n'y voyaient que la conservation de l'état normal; et il fallait de grands délabrements, des malformations considérables, pour qu'ils songeassent à les indiquer.

2° L'ectopie étant une anomalie déjà rare chez les individus ordinaires, doit l'être encore plus chez les individus transposés, puisque les inversions splanchniques sont rares elles-mêmes. Aussi ne doit-on pas s'attendre à rencontrer un grand nombre d'exemples bien constatés.

Ainsi, sur 92 observations, nous n'avons que 18 inversions partielles; et sur ces 18, nous pensons qu'il y en a 10 qui ne peuvent être justiciables de l'ectopie (car toutes les inversions partielles ne sont pas la conséquence de cette anomalie : c'est ce que nous nous proposons de démontrer ultérieurement). Or, bien que souvent l'observation soit incomplète, nous trouvons toujours une atrophie ou une malformation quelconque : absence de la rate (Bujalski, 32); atrophie complète du poumon droit (Cooper, 45); coalescence des lobes du poumon droit (Parisot, 48). Chez la malade de Thurnam (50), qui présentait une transposition complète du système vasculaire, avec une transposition partielle des organes digestifs, on trouve un développement imparfait de la rate et de l'utérus. Le sujet de Debonie (72) avait la rate atrophiée.

Enfin, nous avons rencontré deux observations d'ectopie chez des sujets transposés, celles de Valleix (38) et de Martin (52), que nous citerons *in extenso*, afin de les opposer à nos 22 observations d'ectopie chez des sujets ordinaires. Une surtout, celle de Valleix, est pour nous démonstrative. Mais, avant d'en tirer les conséquences qui nous paraissent favorables à la défense de notre hypothèse, nous pensons qu'il vaut mieux les mettre sous les yeux du lecteur.

Observation XXIII (38 du tableau).

Un enfant du sexe masculin, né la veille, fut apporté à l'infirmerie des Enfants-Trouvés, au commencement du mois de décembre 1834, pour un bec-de-lièvre double, avec écartement de près d'un pouce entre l'os inter-maxillaire et l'os maxillaire du côté gauche. Les parties étaient dans un état tel, que la narine gauche et la bouche avaient en avant une large ouverture commune, à travers laquelle on voyait une assez grande portion de la langue. L'os incisif, très-rapproché du maxillaire droit, était couvert d'un lambeau de lèvre, triangulaire, adhérent et très-sensible. La portion gauche de la lèvre était fortement unie à l'os maxillaire; ce qui, joint au grand écartement des parties osseuses, nuisait au rapprochement. La portion droite était très mobile, et on pouvait très facilement la ramener vers le tubercule médian. Lorsqu'on faisait ouvrir la bouche à l'enfant, on voyait que l'écartement des os conservait presque toute son étendue jusqu'à l'extrémité de la voûte palatine, et que le voile du palais était partagé en deux parties égales dans toute sa hauteur. Cette disposition permettait d'apercevoir en détail les parois de la fosse nasale gauche. Toutes les autres parties extérieures du corps étaient parfaitement conformées. L'enfant, volumineux, très fort, d'un embonpoint peu ordinaire, avait un cri grave, franc et facile. Il présentait la coloration rouge un peu foncée des nouveau-nés.

Quoique l'expérience ait démontré qu'un pareil bec-de-lièvre ne permet pas une alimentation suffisante, et que l'opération est indispensable, dans ce cas on jugea convenable d'attendre quelques jours avant d'employer ce dernier moyen. Pendant ce temps, les fonctions s'exécutaient assez bien. L'enfant ne témoignait aucune douleur; il dormait paisiblement, ses mouvements étaient libres et faciles. On ne remarquait point de suffocation, si ce n'est quand on le faisait boire. Alors, si on n'avait pas soin d'instiller le lait goutte à goutte, sa face se gonflait et rougissait, et il se retirait brusquement en arrière. Ce phénomène fut attribué à la difficulté de la déglutition. La coloration devenait chaque jour plus claire, comme chez les autres enfants ; les membres et le corps conservaient leur chaleur, et l'embonpoint n'avait pas sensiblement diminué. Les choses se passèrent ainsi pendant huit jours entiers. Mais des exemples nombreux ayant prouvé que, dans les cas où l'alimentation est difficile, le dépérissement peut survenir rapidement, et tuer en peu de temps les malades, M. Thévenot, malgré l'état satisfaisant de l'enfant, jugea l'opération nécessaire, et Valleix la pratiqua sous ses yeux. Elle fut faite assez promptement, et n'occasionna qu'une perte de sang peu abondante. Pendant sa durée, l'enfant manifesta une vive sensibilité; mais, quelque temps après, il se calma et fut dans un état de tranquillité parfaite pendant environ six heures. A deux heures après-midi, il se manifesta des symptômes alarmants. La respiration devint tout d'un coup très pénible : les expirations, brusques, courtes, anxieuses, ne se faisaient plus qu'à de longs intervalles. Le malade restait deux ou trois minutes sans respirer, et un véritable sanglot succédait à ce long repos. Lorsque Valleix le vit, il y avait trois heures qu'il était dans cet état. Il prêta l'oreille à la région du cœur, et, en approchant du sternum, il entendit parfaitement des bruits qui lui parurent réguliers et un peu ralentis. Il ne tira aucune conséquence de ces particularités, car la grande faiblesse de l'enfant ne lui permit pas de prolonger cet examen. Cependant, la face, loin d'être livide, paraissait décolorée; les bras et les jambes étaient légèrement infiltrés. Tous ces symptômes continuèrent de la même manière, jusqu'au moment de la mort, qui arriva le lendemain à six heures du matin.

A l'autopsie, Valleix fut d'abord frappé de la position du cœur; sa pointe répondait au cinquième espace intercostal du côté droit, et la base du péricarde était adhérente à la portion droite du centre diaphragmatique. Il crut un instant à une transposition générale des organes, mais ne tarda pas à voir que la transposition était loin d'être la circonstance la plus remarquable de l'organisation chez cet enfant. Des vices de conformation plus curieux existaient dans plusieurs organes, et la transposition elle-même présentait un assez grand nombre d'irrégularités.

Le cœur, placé comme il a été dit, ne présentait pas dans le milieu de sa face antérieure la rainure longitudinale où sont logés l'artère et la veine coronaires antérieures. L'origine de l'aorte se voyait un peu à droite sur la base des ventricules. La courbure de l'aorte était en sens inverse de l'état naturel. Le tronc brachiocéphalique se trouvait à gauche; l'artère carotide primitive et la sous-clavière étaient séparées à droite. Le nerf pneumo-gastrique croisait l'aorte à droite; le nerf récurrent avait des rapports semblables. L'aorte descendante suivait le côté droit de la colonne vertébrale, et la trachée-artère était située à la gauche de l'œsophage. Ces organes se trouvant placés absolument comme dans les cas de transposition latérale régulière, nous ne nous y arrêterons pas. Mais l'artère pulmonaire, au lieu de croiser l'aorte de gauche à droite, en passant au devant d'elle, comme la transposiposition générale semblait l'exiger, était située en arrière et un peu à droite de ce vaisseau par lequel elle était en grande partie recouverte, et marchait parallèlement à lui. Elle prenait son origine au côté droit de la base du cœur, où elle était comme confinée et repoussée, de sorte que cette disposition pouvait déjà faire penser qu'il n'y avait pas dans les cavités du cœur une disposition semblable à celle qu'on avait observée en pareil cas. Le canal artériel et les divisions de l'artère pulmonaire n'offraient rien de particulier. L'aspect extérieur des oreillettes n'était pas ordinaire. Elle formait derrière les ventricules une poche énorme, distendue par le sang, et ne présentant, pour faire distinguer les deux cavités, que leurs appendices très développés et apparents sur les côtés du ventricule; à gauche, l'appendice descendait jusqu'à la pointe du cœur. Cette poche couvrait entièrement la face antérieure de l'organe. Les vaisseaux qui venaient s'y jeter étaient loin de se comporter avec la même régularité que les vaisseaux artériels. Ainsi, on voyait d'abord deux veines caves supérieures qui suivaient de chaque côté leur trajet ordinaire derrière le thymus, et en dedans du poumon, et parvenaient à la partie postérieure et supérieure de la grande poche qui tenait lieu des oreillettes. Elles s'inséraient un peu en dedans des appendices, l'une à droite et l'autre à gauche. Une incision en forme de V, pratiqué sur la partie antérieure et droite de la portion ventriculaire du cœur, tomba sur une cloison incomplète qui séparait les deux ventricules. Le gauche était très vaste et avait des parois assez épaisses; une valvuve à trois pointes le séparait de la poche auriculaire; à la droite d'une division de cette valvule, on trouvait l'orifice de l'aorte qui était fermé par elle dans la dilatation du ventricule. Un peu plus à droite aussi, se trouvait une ouverture ovalaire qui pouvait permettre l'introduction du petit doigt. Elle était pratiquée à la partie supérieure et un peu antérieure de la cloison inter-ventriculaire, qui ne se prolongeait pas jusqu'à la pointe du cœur. Cette ouverture faisait communiquer le ventricule aortique, très-vaste, avec le pulmonaire très petit, situé tout à fait à droite, un peu en arrière, et ne présentant d'autre orifice que celui de l'artère pulmonaire. Il n'avait aucune communication avec les oreillettes, ni avec les veines, et semblait plutôt une cavité formée par le dédoublement de la paroi du ventricule gauche, qu'une cavité naturelle; en un mot, il se trouvait isolé loin de sa place, séparé de ses connexions normales, ce qui avait nécessité l'ouverture de la cloison interventriculaire, par où seulement il pouvait recevoir le sang qu'il devait lancer dans l'artère pulmonaire.

A travers le grand orifice auriculo-ventriculaire, on distinguait, sur la paroi postérieure d'une vaste oreillette, un repli médian et longitudinal qui était le rudiment de la cloison inter-auriculaire. Ce repli seul servait à distinguer l'oreillette droite de la gauche, et les orifices des vaisseaux s'y trouvaient dans le sens de leur insertion extérieure; c'est-à-dire qu'on y voyait l'ouverture d'une veine cave supérieure de chaque côté, que celle de la veine cave inférieure était à gauche, et un peu plus en bas de la cloison rudimenditaire, et que les veines pulmonaires s'ouvraient toutes à droite, de sorte qu'il était évident que l'oreillette à sang rouge se trouvait à droite, du même côté que le ventricule à sang noir, et qu'elle recevait, contre toutes les lois de l'organisation, une veine cave qui lui apportait du sang veineux. L'oreillette à sang noir, placée à gauche, recevait une veine cave supérieure et la veine cave inférieure, comme dans l'état naturel; mais elle ne communiquait directement qu'avec le ventricule aortique, dans lequel tout le sang devait passer. Le mélange du sang artériel et veineux était donc nécessaire et complet.

Les organes contenus dans l'abdomen ont offert des anomalies non moins remarquables. Au premier abord, le foie ne paraissait pas transposé. Il occupait, il est vrai, les deux hypochondres, disposition commune chez les enfants naissants; le lobe gauche paraissait moins épais que le droit, comme cela a lieu ordinairement; mais, en y regardant de plus près, on trouvait une transposition des parties constituantes de l'organe. La vésicule biliaire se trouvait à gauche de la veine ombilicale, qui entrait dans l'organe très près de l'extrémité droite de son bord antérieur; et, comme nous avons vu que la veine cave inférieure perçait le diaphragme à gauche, il s'ensuit que le sillon longitudinal avait une direction oblique de droite à gauche et d'avant en arrière, pour aller retrouver le canal veineux; ce qui, joint au trajet de la veine avant d'entrer dans le foie, devait lui faire faire un angle saillant à droite. La vésicule du fiel avait son volume ordinaire et était distendue par la bile. La veine porte entrait dans le foie par l'extrémité gauche transversale. L'œsophage suivait la partie droite de la colonne vertébrale. Ce conduit perçait le diaphragme à droite, où l'on voyait le cardia ; la petite courbure de l'estomac regardait un peu à gauche, le pylore était situé au devant de la colonne vertébrale, et le duodénum présentait sa concavité à droite. L'intestin grêle était placé dans le flanc gauche, où l'on ne trouvait pas de cœcum, quoique ce fût là sa place par suite de la transposition. Ce dernier organe, n'ayant pas de repli particulier du péritoine, retenu simplement par le mésentère, comme l'intestin grêle, commençait dans la fosse inguinale droite, où l'on voyait son appendice vermiculaire ; de là, il remontait en haut, en se recourbant légèrement à gauche; mais, arrivé à la colonne vertébrale, il formait une anse, se repliait sur lui-même, donnait naissance au côlon qui redescendait en formant des circonvolutions dans le flanc droit, et se terminait dans l'S iliaque, située à droite. Enfin, le vice de conformation le plus curieux était l'absence de rate. On n'en rencontra pas le moindre vestige, ni dans l'hypochondre droit, ni dans le gauche. Pour lever tous les doutes, le tronc cæliaque fut disséqué, et on vit qu'il consistait en une artère longue de $0^{m},027$ environ qui fournissait par sa bifurcation l'artère hépatique et la mésentérique supérieure L'hépatique donnait une branche qui se portait vers la grande courbure de l'estomac ; et la veine porte, qui remontait de fort bas dans un repli du mésentère où elle recevait par sa partie antérieure les veinules venant de l'intestin, n'était, à proprement parler. que la continuation de la mésentérique, et ne recevait pas de veïne splénique. Toutes ces circonstances mettent hors de doute l'absence congénitale de la rate, sur un sujet qui n'était privé d'aucun autre organe.

Quoiqu'il n'y eût pas de veine splénique, la vésicule du foie n'en était pas moins pleine de bile, dont on voyait la couleur verte, et dont on sentait la fluctuation au travers des membranes. Rien n'avait annoncé pendant la vie que la sanguification et la digestion eussent souffert.

Le cerveau, examiné avec attention, a été trouvé parfaitement conformé (1).

Observation XXIX (52 du tableau).

M. G. Martin fut chargé de faire l'autopsie d'un jeune enfant âgé de un mois et demi, qui avait succombé à des vomissements

(1) Valleix. Bulletin de la Société anatomique de Paris, 1834.

convulsifs. L'estomac se trouvait placé à droite. Il était en rapport supérieurement avec le foie et le diaphragme, par sa grande courbure avec le rein droit, par sa petite courbure avec la colonne vertébrale, la tête du pancréas et l'aorte abdominale. Le duodénum, sur le côté gauche du rachis, n'offrait qu'une courbure dont la concavité regardait en haut. Il était en rapport supérieurement avec la tête du pancréas ; il appuyait sur l'aorte, sur la veine cave inférieure et sur la face antérieure du rein gauche. Le reste de l'intestin n'offrait rien de remarquable. Le foie occupait les deux hypochondres : il était divisé en deux parties égales par une échancrure qui se trouvait au côté gauche de la vésicule biliaire.

La rate n'existait pas.

Le cœur, d'un volume très considérable, relativement aux troncs qui en partent, avait été renversé de manière que le tronc pulmonaire, qu'on aurait dû voir à la partie antérieure et latérale droite, se trouvait placé à la partie postérieure et latérale gauche. La crosse de l'aorte se présentait la première. Elle prenait son origine de la base du cœur à l'endroit même d'où part ordinairement le tronc pulmonaire, et se dirigeait de bas en haut, de droite à gauche et de haut en bas, de manière à offrir trois parties à considérer :

1° Une portion ascendante qui était en rapport, à droite, avec l'oreillette, et à gauche avec l'artère pulmonaire.

2° Une portion horizontale qui donnait de droite à gauche le tronc brachio-céphalique, l'artère carotide primitive gauche, entre elles deux l'artère thymique, et enfin la sous-clavière gauche. Cette portion était en rapport, antérieurement, avec le sternum, postérieurement avec la trachée-artère, l'œsophage, etc.

3° Enfin, une portion qui se continuait avec l'aorte pectorale, et était en rapport avec le poumon gauche, l'œsophage, etc.

L'artère pulmonaire prenait naissance au côté gauche de la base du cœur, derrière la crosse de l'aorte. Dirigée de bas en haut, elle se divisait bientôt en trois branches, dont l'une, qui paraissait la continuation même du tronc, était l'artère pulmonaire droite, fournissant un petit rameau qui allait au tronc brachio-céphalique. Venait ensuite de droite à gauche le canal artériel, recourbé en forme d'S italique, et enfin la troisième branche ou artère pulmonaire gauche qui était d'un calibre inférieur à celle du côté droit. Les oreillettes, situées sur les côtés du cœur, tenaient toute la face postérieure de ce viscère, et venaient faire saillie vers sa base, les oreillettes communiquaient entre elles dans toute leur étendue postérieure. A chaque oreillette aboutissait une veine cave supérieure et une veine cave inférieure; et à la partie postérieure de chaque veine cave supérieure se rendait une veine azygos : ces deux veines allaient s'anastomoser vers la dernière vertèbre dorsale. Le tronc qui en résultait allait s'ouvrir dans la veine cave inférieure.

Les veines caves inférieures divergeaient de telle sorte que la droite allait se perdre dans le foie tandis que la gauche traversait le diaphragme, passait sous le foie, l'estomac, le pancréas et le duodénum. Elle était située sur le côté gauche du rachis et de l'aorte ventrale. Sur ce même côté gauche avait lieu la bifurcation en veines iliaques primitives, à 0 m. 004 au-dessus de la mêmes bifurcation artérielle. Les veines pulmonaires s'ouvraient à la partie postérieure de l'oreillette commune. A l'ouverture du cœur, on a pu voir la disposition suivante : cette cavité offrait en arrière les deux oreillettes qui n'en formaient qu'une seule par l'absence complète de cloison. Elle s'ouvrait en avant dans la cavité ventriculaire par une ouverture large, avec valvule (1).

De ces deux observations, la première seule est vraiment démonstrative. La seconde nous offre un de ces cas indécis où le diagnostic reste forcément incertain. Nous y trouvons un sujet présentant une transposition de l'estomac et du duodénum, du cœur et de quelques-uns des gros vaisseaux; la veine cave supérieure est à gauche de l'aorte; de plus, il y a des malformations organiques considérables. Nous sommes là incontestablement en face d'un cas d'ectopie. Mais, est-ce une ectopie compliquant une transposition, ou bien au contraire, une ectopie chez un sujet virtuellement ordinaire? en

(1) Martin. Bulletin de la Société anatomique de Paris, 1826.

un mot, est-ce l'estomac qui est déplacé, ou bien le gros intestin? C'est ce qu'il est difficile d'affirmer. Si nous avons cité cette observation dans son entier, c'est afin de présenter un exemple de ces cas intermédiaires, en face desquels il est impossible de se décider.

Nous n'en dirons pas autant de l'observation de Valleix. Dans celle-ci, nous avons manifestement affaire à une transposition viscérale, chez un sujet présentant un bec-de-lièvre double, et d'autres malformations organiques. Que l'on compare cet exemple à notre observation II des ectopies, et de part et d'autre on verra l'anomalie s'accompagnant d'arrêt de développement.

Dans ces deux cas comme dans celui de Martin, il y avait absence de rate.

Dans ces deux cas, il y avait des anomalies du cœur et des gros vaisseaux,

Dans ces deux cas enfin, on trouvait des monstruosités organiques incompatibles avec la vie. Dans l'observation de Breschet on avait affaire à un embryon qui, était destiné à devenir un sujet *ordinaire* et normal, si une cause d'ectopie n'était venue modifier l'impulsion organique primitive, et donner une direction vicieuse à la formation primitivement régulière du fœtus.

Dans l'observation de Valleix, on avait affaire à un embryon qui était destiné à devenir un sujet *transposé* et normal, si une cause d'ectopie n'était venue modifier l'impulsion organique primitive, et donner une direction vicieuse à la formation primitivement régulière du fœtus.

Si nous répétons systématiquement la même phrase,

c'est que nous ne voyons dans ces deux observations que l'expression d'un seul et même phénomène, et ayant à exprimer deux fois *exactement* la même idée, nous nous trouvons réduit à employer *exactement* les mêmes mots.

Certes, nous aurions été heureux d'appuyer notre hypothèse sur un plus grand nombre de faits; mais n'oublions pas que nous sommes dans le domaine des raretés pathologiques, et qu'on doit se contenter d'un exemple, surtout quand c'est un observateur comme Valleix qui peut le fournir.

Pourtant, nous avouons que l'hypothèse d'une ectopie compliquant une inversion splanchnique complète et régulière est impuissante à expliquer tous les cas de transposition partielle; lorsqu'on rencontre des sujets comme ceux dont il est parlé aux n^os^ (36) et (42) du tableau, qui présentent une inversion complète des organes abdominaux sans aucune transposition des organes thoraciques, on se trouve en présence de ces cas étranges où l'ectopie ne peut être invoquée, et en face desquels on est forcé d'avouer que la solution des principaux problèmes d'étiologie est encore plongée dans l'inconnu. Selon notre manière de voir, ces individus avaient une cavité thoracique et une cavité abdominale qui, considérées chacune d'une manière absolue, étaient normalement constituées toutes deux. Mais la réunion sur un même sujet de ces deux dispositions organiques symétriques l'une de l'autre constitue certes une anomalie infiniment plus étrange et plus difficile à concevoir qu'une inversion splanchnique complète et régulière.

L'ectopie ne pouvant donc, en aucune manière, expliquer ces faits curieux, puisqu'on ne saurait invoquer dans ces cas aucune cause pathologique, c'est aux lois qui président à la formation du fœtus, c'est à l'embryogénie qu'il faut recourir pour avoir le mot de l'énigme. Mais il faudrait auparavant connaître les causes qui président au rangement des viscères dans les grandes cavités splanchniques; et, malheureusement, on n'a encore sur cet intéressant sujet formulé que des hypothèses qui probablement se rapprochent beaucoup de la vérité, mais ne sont pas encore la vérité absolue.

Dans le chapitre que Isidore Geoffroy-Saint-Hilaire a consacré à l'histoire des anomalies par déplacement, ce savant tératologiste établit que « ces anomalies résultent essentiellement de causes spéciales, venant agir, au milieu du mouvement général des organes, sur un ou plusieurs d'entre eux dont elles troublent l'évolution et qu'elles arrêtent ou entraînent dans des positions différentes de celles qu'elles devaient occuper. C'est ainsi que dans un ensemble d'organisation d'ailleurs régulière, on peut voir des parties frappées isolément d'anomalie, et occupant des positions insolites, parmi lesquelles on rencontre, entre autres, la situation renversée, l'inversion. Supposons maintenant que ces causes spéciales de déviation viennent à exercer leur influence sur un sujet, chez lequel l'ensemble des organes tend à un renversement complet. Que devra-t-il arriver dans cette hypothèse? Il est de toute évidence que tous les organes se transposeront de manière à produire, en sens inverse, les conditions de l'ordre normal, à l'exception de ceux sur lesquels auront agi les causes spéciales, quelles qu'elles soient, dont nous venons de parler. Suivant la nature de ces causes, ces derniers pourront, ainsi qu'il résulte de ce qui précède, conserver une situation qu'ils ne devaient occuper que transitoirement, ou bien prendre une disposition qu'ils ne devaient présenter à aucune époque de leur développement » (1).

Comme on le voit par cette citation, ce naturaliste reste dans le vague des généralités. Il parle bien de « causes spéciales venant agir au milieu du mouvement général des organes »; mais nulle part il n'indique aucune de ces causes. Il se réfugie dans la théorie du possible, sans être affirmatif sur aucun point. Aussi la lecture de cette partie de son travail, qui charme l'esprit par l'élégance de son style et la justesse de ses expressions, laisse-t-elle le lecteur aussi indécis qu'il pouvait l'être auparavant, et montre-t-elle combien notre ignorance est profonde dès que nous essayons de remonter aux causes premières de la vie.

Ainsi donc, nous nous voyons forcés de terminer cette étude par un point d'interrogation. Nous croyons avoir trouvé dans l'ectopie une des causes possibles de l'inversion partielle; mais cette explication ne saurait appartenir à tous les cas, et nous pensons que, pour le plus grand nombre, la solution de cet intéressant problème d'étiologie humaine appartient encore à l'avenir.

(1) Isidore-Geoffroy Saint-Hilaire. Traité de tératologie, t. I.

Nous allons maintenant passer en revue les différentes observations que la science a enregistrées et sur lesquelles s'appuient toutes les théories et toutes les doctrines qui ont pu être émises au sujet des transpositions viscérales. Nous continuerons par l'exposé de ces théories et nous terminerons par un résumé rapide de cette étude.

Les numéros, placés à la droite du nom de chaque observateur, dans l'analyse du tableau suivant, renvoient le lecteur au numéro d'ordre indiqué dans la première colonne de ce tableau.

Tableau synoptique des principales transpositions viscérales connues.

Numéro d'ordre.	ANNÉE.	NOM de l'observateur.	BIBLIOGRAPHIE.	NOM du malade.	AGE.	SEXE.	PROFESSION	MALADIE.	LIEU de l'observation	DÉTAILS ANATOMIQUES.	OBSERVATIONS.
1	1652	A. Bertrand.	Riolan. Opuscula varia et nova.		25 ans.	M.		Roué pour meurtre.	Paris.		Sans autre indication.
2	1674	Simpson.	Phylosophical transactions.	G. D.	30 ans.	M.	Ministre.	Alcoolisme.	Londres.	Rien de particulier.	Était marié et avait plusieurs enfants.
3	1680	Baux.	Zodiacus medico-gallicus.		18 mois.	M.		Hydrocéphalie.		Rien de particulier.	Sans autre indication.
4	1680	Caron.	Zodiacus medico-gallicus.	Leroux.	18 mois.	M.			Beauvais.	Rien de particulier.	Sans autre indication.
5	1688	Morand.	Histoire de l'Académie royale des sciences.		72 ans.	M.	Soldat.		Paris. Hôt. royal des Invalides.	Rien de particulier.	Sans autre indication.
6	1750	X...	Mémoires de mathématiques et de physique de l'Académie royale des sciences.		5 jours.	M.					Sans autre indication.
7	1763	Siebold.	Sammlung seltener und auserlesener chirug.			F.			Wurtzbourg.		
8	*1767*	*Stoll.*	*Ratio medendi.*					Jaunisse noire (?)			**Aucune indication ni de sexe ni d'age.**
9	1783	Mohrenheim.	Wienerische Beitrage zür prakt Heilkunde.		Adulte.						Sans autre indication.
10	1788	Matthew Baillie.	Philosophical transactions.		40 ans.	M.				5 rates.	N'était pas gaucher.
11	1805	Bichat.	Recherches physiol. sur la vie et la mort.		Quelques jours.						Sans autre indication.
12	1812	Larrey.	Mémoires de chirurgie militaire.			M.	Esclave.				Sans autre indication.
13	1813	Fournier.	Dictionnaire des sciences médicales.		30 ans.	M.	Soldat.	Tué en duel d'un coup de sabre.		Un seul poumon réuni en un seul lobe à gauche; l'estomac et le foie à gauche; le reste des viscères situé dans l'ordre naturel.	Stature moyenne; bien proportionné; homme vigoureux et sain.
14	1814	James M'Grégor.	The London medical and physical journal.		Adulte.	M.	Soldat.		St-Jean-de-Luz.		Sans autre indication.
15	1816	G.-F. Meckel.	Handbuch der pathol. Anatomie.		Adulte.						

Numéro d'ordre.	ANNÉE.	NOM de l'observateur.	BIBLIOGRAPHIE.	NOM du malade.	AGE.	SEXE.	PROFESSION	MALADIE.	LIEU de l'observation	DÉTAILS ANATOMIQUES.	OBSERVATIONS.
16	1817	Béclard.	Bull. des sciences pour la Société philomatique de Paris.		50 ans.	F.		Affection pulmonaire.		Courbure vertébrale normale.	Le bras droit était plus fortement musclé que le gauche : il est probable qu'elle n'était pas gauchère.
17	1818	Rostan.	Nouveau journal de médecine et de pharmacie.	Marie-Magdelaine Tréparis, femme Lebrun.	74 ans.	F.		Hémiplégie du côté droit.	Paris. Salpêtrière.	Courbure vertébrale normale.	A constamment joui d'une santé parfaite et a eu 12 enfants. N'était pas gauchère.
18	1818	Falcon.	London medical gazette.		Adulte.	M.					Sans autre indication.
19	1820	Macquart et Piorry.	Nouveau journal de médecine, de chirurgie et de pharmacie.		6 ans et 1/2.	M.		Croup.		Rien de particulier.	Diagnostic établi pendant la vie.
20	1820	Poulin.	Dict. des sciences médicales.		9 ans.	M.		Anasarque	Lyon. Hôt.-Dieu.	Rien de particulier.	Sans autre indication.
21	1821	Desruelles.	Revue médicale historique et philosophique.		39 ans.	M.	Soldat (sergent de la garde royale).	Mort subite.	Paris. Hôpital du Gros-Caillou.	Les poumons n'étaient pas transposés. Les ouvertures auriculo-aortiques et pulmonaires étaient garnies de végétations ; les artères coronaires ossifiées, la substance du cœur mollasse.	Aucun renseignement sur la cause de sa mort, se plaignait d'une douleur dans l'hypochondre droit, et éprouvait des étouffements et
22	1821	Capuron.	Traité de médecine légale, relative aux accouchements.		30 ans.	M.	Étudiant en pharmacie.			L'autopsie n'a pas été faite.	Diagnostic établi pendant la vie.
23	1824	Dubled.	Archiv. de médecine.	Gosson.	20 ans.	M.	Charpentier.	Entérite.	Paris, Hôpital Cochin.	Rien de particulier.	Sans autre indication.
24	1824	Letaleret.	Thèses de Paris.	Michel Hamelin.	50 ans.	M.	Employé dans une fabrique de glaces.	Fractures multiples.	Paris. Hôpital Saint-Antoine.	Rien de particulier.	N'était pas gaucher.
25	1826	Bacot.	The London medical and physical journal		Adulte.	M.	Grenadier de la garde.		Chatam.	Rien de particulier.	Sans autre indication.
26	1826	Baron.	Archives générales de médecine.		8 jours.				Paris.	Rien de particulier.	Enfant jumeau. — Son frère mort quelques jours après n'offrait aucune transposition viscérale.
27	1826	Rose.	The London medical and physical journal.	Mary Randall.	40 ans	F.		Phthisie pulmonaire.	Londres Hôpital St-Georges.	Rien de particulier.	Sans autre indication.
28	1826	Nægele.	Archives générales de médecine.		Nouveau né.				Heidelberg.	Bec-de-lièvre compliqué de la séparation du voile du palais. Cornée tout à fait opaque.	Aucune indication sur le sexe.

Numéro d'ordre.	ANNÉE.	NOM de l'observateur.	BIBLIOGRAPHIE.	NOM du malade.	AGE.	SEXE.	PROFESSION	MALADIE.	LIEU de l'observation	DÉTAILS ANATOMIQUES.	OBSERVATIONS.
29	1828	Serres.	Archives générales de médecine.						Paris. Hôpital de la Pitié.	Rien de particulier.	Aucune indication de sexe ni d'âge.
30	1828	Barbieux.	Annales de la médecine physiologique.	Joseph Dujardin.	Adulte.	M.	So dat (trompette).	Tué en duel.	Hospice de Carcassonne.	Rien de particulier.	A toujours joui d'une bonne santé
31	1828	Moncreiff.	London medical gazette.		4 ans.	F.		Affection pulmonaire.		Rien de particulier.	Sans autre indication.
32	1829	Bujalsi.	Revue russe (cité par J.-G. St-Hilaire).		42 ans.	M.	Soldat.	Incarcération de l'intestin dans un trou du grand épiploon.	St-Pétersbourg.	Transposition incomplète. Le cœur, toutes les artères et seulement quelques viscères étaient transposés. Absence de la rate.	Était gaucher.
33	1829	Bosc.	Bulletins de la Société anatomique.		84 ans.	F.		Hydrothorax.	Paris. Hospice de la Salpêtrière.	La courbure latérale du rachis offre la disposition normale.	Aucun renseignement sur l'hérédité.
34	1830	Otto.	Lehrbuch der pathol. anatomie.		45 ans.	M.					
35	1833	X...	Gazette des hôpitaux.	Smithers.	Adulte.	M.		Exécuté pour meurtre.	Londres.	Rien de particulier. La pointe du cœur regarde directement en bas.	Sans autre indication.
36	1833	William Hardy.	Archives générales de médecine.		Adulte	M.		Choléra.	Hôpital général de Calcutta.	Transposition complète des organes abdominaux, sans aucune transposition des organes thoraciques.	Rien pendant la vie n'avait fait soupçonner cette anomalie.
37	1834	Grisolle.	Bulletins de la Société anatomique.		Adulte.	M.		Phthisie pulmonaire.	Paris.	Transposition de la courbure vertébrale répondant aux 5e, 6e et 7e vertèbres dorsales. Testicule normal.	N'était pas gaucher.
38	1834	Valleix.	Bulletins de la Société anatomique.		8 jours.	M.				Bec-de-lièvre double. Transposition irrégulière des organes de droite à gauche. Absence de la cloison inter-auriculaire du cœur ; ventricule pulmonaire rudimentaire et ne communiquant pas avec les oreillettes ; cloison inter-ventriculaire incomplète ; deux veines-caves supérieures. Absence de rate.	Voir l'observation complète, page 54.
39	1834	Huston.	Descriptive catalogue of the preparation in the Museum of the royal College of Surgeons in Ireland.		Adulte.	F.					

Numéro d'ordre.	ANNÉE.	NOM de l'observateur.	BIBLIOGRAPHIE.	NOM du malade.	AGE.	SEXE.	PROFESSION	MALADIE.	LIEU de l'observation	DÉTAILS ANATOMIQUES.	OBSERVATIONS.
40	1835	Bally.	Gazette médicale de Paris.		25 ans.	M.		Ileo-diclidite.	Paris. Hôpital de la Pitié.	Rien de particulier.	Diagnostic établi pendant la vie. N'a éprouvé dans le cours de son existence rien d'imputable à la transposition.
41	1836	Snowden.	London medical Gazette.		15 ans.						Sans autre indication.
42	1836	Watson.	London medical Gazette	Henry Beard.	40 ans.	M.		Affection cardiaque, avec anasarque généralisé.	London. Hospital.	Transposition complète des organes abdominaux sans aucune transposition des organes thoraciques. 3 rates.	
43	1836	Watson.	London medical Gazette.	John Reid.	48 ans.	M.	Mineur.	Anémie des mineurs.	Middlesex Hospital.	Transposition des testicules.	
44	1836	Cooper et Labat.	Gazette des hôpitaux.	Suzan Wright	74 ans.	F.		Entérite aiguë.	Londres. St-James infirmary.	Rien de particulier.	N'a jamais eu d'enfants. N'était pas gauchère.
45	1836	Georges Cooper.	London medical Gazette.	Anne Vaughan.	10 mois.	F.				Atrophie complète du poumon droit. Inclinaison du cœur à droite sans transposition des vaisseaux et des organes abdominaux.	Née à terme.
46	1837	*Petrequin.*	*Gazette médicale de Paris.*		*20 ans.*	*M.*		*Tumeur blanche du genou.*	*Lyon. Hôt.-Dieu.*	*Transposition de la courbure vertébrale.*	*Sans autre indication.*
47	1839	Hyrtl.	Œster. medic. Jahrb.		2 ans.						
48	1839	Parisot.	Archives générales de médecine.		25 ans.	M.		Tuberculose.	Nancy.	Le poumon droit n'a qu'un seul lobe; le gauche en a deux. Inversion des testicules.	Sans autre indication.
49	1840	M. Whimie.	London medical Gazette.		25 ans.	F.		Pneumonie aiguë.	Londres. St-Bartholomews Hospital.	Rien de particulier. 3 rates.	Sans autre indication.
50	1840	John Thurnam.	London medical Gazette.	Ann. Bunce.	37 ans.	F.		Pneumonie chronique.	Westminster Hospital.	Transposition complète du système vasculaire. Transposition partielle des organes digestifs. Développement imparfait de la rate et de l'utérus. Foie à gauche.	
51	1840	Curling	Notices de Froriep.		40 ans.	M.				4 rates.	
52	1841	G. Martin.	Bulletin de la Société anatomique.		6 semaines.	M.				Anomalies considérables dans la configuration du cœur et des vaisseaux. Estomac à droite. Absence de rate.	Voir l'observation complète, page 59.

Numéro d'ordre.	ANNÉE.	NOM de l'observateur.	BIBLIOGRAPHIE.	NOM du malade.	AGE.	SEXE.	PROFESSION	MALADIE.	LIEU de l'observation	DÉTAILS ANATOMIQUES.	OBSERVATIONS.
53	1842	Wolfshofer.	Gazette médicale de Paris.	Kaaus.	14 mois.			Pleurésie.	Paris.	Hypertrophie du cœur avec dilatation ; cœur gros comme un poing d'adulte.	Diagnostic établi pendant la vie. Le sexe n'est pas indiqué.
54	1843	Géry.	Archives générales de médecine.	Dubureaux.	25 ans.	M.		Phthisie pulmonaire.	Paris.	Transposition de la courbure vertébrale.	N'était pas gaucher.
55	1843	Delens.	Archives générales de médecine.		40 à 50 ans.	F.				L'autopsie n'a pas été faite.	Diagnostic établi pendant la vie.
56	1846	Richard.	Comptes-rendus de la Société anatomique.		50 ans.	F.		Lésions valvulaires du cœur.		Altérations et disposition vicieuse des orifices du cœur.	Sans autre indication.
57	1847	Pigné.	Bulletin de la Société anatomique.		70 ans.	F.				Rien de particulier.	
58	1847	Meyer.	De situ viscerum abnormi.		62 ans.	F.				Le cœur est situé exactement au milieu du thorax.	Sans autre indication.
59	1847	Meyer.	De situ viscerum abnormi.		63 ans.	F.				2 lobes à chaque poumon.	
60	1847	Meyer.	De situ viscerum abnormi.		60 ans.	F.				Pas de transposition du cœur.	
61	1847	Charvet.	Gazette médicale de Paris.		Adulte.	M.			Paris.	Transposition des testicules.	Diagnostic établi pendant la vie.
62	1848	Moser.	Dans d'Alton.		40 ans.	M.				Pas de transposition du cœur. 2 rates.	
63	1850	Boyer.	Gazette médicale de Paris.		2 mois.					Vices de conformation du cœur. Communication des oreillettes entre elles et des ventricules entre eux.	Sans indications sur le sexe.
64	1850	W. Clapp.	Union médicale.	John Abbott.	37 ans.	M.		Phthisie pulmonaire.		Rien de particulier.	Sans autre indication.
65	1851	Jessel.	Allgmen médical Central-zeitung.		17 ans et 1/2.	F.				L'autopsie n'a pas été faite.	Diagnostic établi pendant la vie.
66	1854	Thomas. Chaplin.	The Lancet.	Sophie H...	1 an et 10 mois.	F.			Blomsbery dispensary.	Rien de particulier.	Sans autre indication.
67	1855	Samson.	Quosdam de viscerum inter-versione laterali.		45 ans.	F.					

Numéro d'ordre.	ANNÉE.	NOM de l'observateur.	BIBLIOGRAPHIE.	NOM du malade.	AGE.	SEXE.	PROFESSION	MALADIE.	LIEU de l'observation	DÉTAILS ANATOMIQUES.	OBSERVATIONS.
68	1856	Luys.	Gazette médicale de Paris.		72 ans.	F.		Hémorrhagie cérébrale	Paris. Hôpital de la Salpêtrière.	La courbure du rachis est moins prononcée qu'à l'état normal, mais elle existe. L'aorte est sur la ligne médiane.	Sans autre indication.
69	1856	Legroux.	Gazette des hôpitaux.		Adulte.	M.		Cancer du pylore.	Paris. Hôt.-Dieu.	Transposition des testicules.	Diagnostic établi pendant la vie.
70	1856	Werdmüller.	Schweizer Zeitschrift für Médicin.		7 mois.						Aucune indication sur le sexe.
71	1857	Virchow.	Archiv. für pathol. anat.		47 ans.	M.				La pointe du cœur regarde directement en bas.	Le foie transposé fut pris pour une tumeur de la rate.
72	1857	Debonie.	Bulletins de la Société anatomique.		Fœtus.	F.				Pas de transposition du cœur. Atrophie de la rate.	Née avant terme.
73	1859	Auzouy.	Union médicale.	Gengoult V...	69 ans.	M.		Manie et paralysie générale.	Maréville (Meurthe). Asile d'aliénés.	Anomalies du système musculaire; le grand supinateur n'existe pas.	Hérédité de la folie. Son père est mort fou. A toujours joui d'une bonne santé physiologique excellente.
74	1859	Cornaz.	Gazette des hôpitaux.	Antoine A...	57 ans.	M.	Maréchal.	Bronchite capillaire.	Neufchatel (Suisse). Hôpital Pourtalès.	3 rates.	Rien dans sa vie n'a pu faire soupçonner la transposition.
75	1860	Gachet.	Bulletin de l'Académie de médecine.	Ernestine Elie.	21 ans.	F.		Embarras gastrique et chloro-anémie.	Paris.	L'autopsie n'a pas été faite.	Diagnostic établi pendant la vie. N'était pas gauchère.
76	1861	Virchow.	Archiv. für pathol. anatomie.		Nouveau-né.	M.				Les poumons ne sont pas transposés.	Mort immédiatement après la naissance.
77	1862	Albers.	Atlas der pathol. anatomie.		30 ans.	M.					
78	1864	De Bary.	Archiv. für pathol. anatomie.		Fœtus.	F.					Venu avant terme, est mort 4 heures après sa naissance.
79	1865	Grüber.	Archiv. für anatomie.		25 ans.	M.	Soldat.			Transposition de la courbure vertébrale. 2 lobes à chaque poumon. 2 rates.	
80	1865	Sabatier.	Montpellier médial.		80 ans.	F.		Apoplexie cérébrale dans l'hémisphère droit du cerveau.	Lyon. Hôt.-Dieu.	Rien de particulier. La pointe du cœur regarde directement en bas.	Sans autre indication.

Numéro d'ordre.	ANNÉE.	NOM de l'observateur.	BIBLIOGRAPHIE.	NOM du malade.	AGE.	SEXE.	PROFESSION	MALADIE.	LIEU de l'observation	DÉTAILS ANATOMIQUES.	OBSERVATIONS.
81	1866	Scharlau.	Monatschrift für Geburtskunde.		Enfant.			Hydrocéphalie.			Sans indication sur le sexe.
82	1866	Durozier.	Gazette des hôpitaux.	S...	53 ans.	M.	Domestique.	Mal de Bright.	Paris. Hôt.-Dieu.	Transposition des testicules.	Diagnostic établi pendant la vie. Le sujet était gaucher.
83	1867	Isambert.	Gazette médicale de Paris.		21 ans.	M.	Cuisinier.	Embarras gastrique fébrile.	Paris. Hôp. de la Charité.	Transposition des testicules. L'autopsie n'a pas été faite.	Diagnostic établi pendant la vie. N'a jamais eu aucune maladie imputable à la transposition.
84	1867	Rota.	Gazette médicale lomb.-italienne.		Adulte.	M.	Conscrit.			L'autopsie n'a pas été faite.	Diagnostic établi pendant la vie. N'était pas gaucher.
85	1867	Powel et Douglas.	Britisch médical journal.		10 ans.					Pas de transposition du cœur. Le choc cardiaque se faisait sentir à sa place habituelle.	Diagnostic établi pendant la vie.
86	1868	Hickmann.	American journal of medical science.		50 ans.	M.			Pensylvania. Hospital	Rien de particulier.	Sujet destiné à l'étude de l'anatomie.
			...s [illegible]						Hospital.	Transposition des testicules.	
88	1873	Beaunis.	Revue médicale de l'Est.	Jacques Eyheraguibel.	35 ans.	M.	Soldat.	Fractures du crâne et de la cuisse.	Sétif. Hôpital militaire.	Transposition de la courbure vertébrale. Les poumons ne sont pas transposés Testicule normal. 8 rates.	N'était pas gaucher.
89	1873	Odin.	Lyon medical		Nouveau-né.			Rachitisme.	Charité.	Rien de particulier.	Parents bien portants. Nulle indication sur le sexe.
90	1873	Nixon.	Dublin journal of medical sciences.		15 ans.	M.		Pleurésie double avec épanchement.	Dublin. Mater Misericordiæ Hospital.	Rien de particulier.	Sans autre indication.
91	1873	Henriet.	Bulletin de la Société anatomique.		Adulte.	M.	Tonnelier.	Emphysème pulmonaire et symphyse cardiaque.	Paris. Hôpital St-Antoine	Colonnne vertébrale normale.	N'était probablement pas gaucher.
92	1881	Moty.	Gazette des hôpitaux.	D.	Adulte.	M.	Soldat.	Fièvre typhoïde.	Givet. Hôpital militaire.	Inversion des testicules.	N'était pas gaucher.

ANALYSE DU TABLEAU PRECÉDENT.

Toutes les observations citées dans ce tableau se rapportant à des sujets qui présentaient une transposition des viscères complète ou incomplète, nous avons cru qu'il était inutile d'indiquer les détails de cette transposition lorsqu'elle était complète et régulière, et nous nous sommes contenté de noter les particularités qui pouvaient la modifier en la rendant partielle. En effet, et nous ne saurions trop le répéter, la lecture des 92 observations d'inversion splanchnique produit sur l'esprit la même impression fatigante et monotone que produirait la lecture de 92 traités d'anatomie, différents quant au style, mais se trouvant forcés de reproduire les mêmes détails avec la même exactitude scrupuleuse.

Nous avons consigné toutes les indications et tous les renseignements que nous avons pu recueillir, car nous croyons que dans une observation rien ne doit être négligé, et nous nous sommes efforcé de rapporter même des faits qui souvent paraîtront entièrement étrangers à l'inversion splanchnique. Malheureusement les observateurs, frappés de l'anomalie qu'ils avaient sous les yeux, se sont contentés presque toujours d'entrer dans des détails anatomiques extrêmement minutieux, et ont négligé d'autres indications souvent précieuses, indications qui auraient permis de dresser une statistique plus complète que nous ne pouvons le faire. Si les détails relatifs à l'âge et au sexe sont presque toujours indiqués, ceux qui ont trait à la profession, à la maladie, à l'inversion testiculaire, à la courbure vertébrale, à l'hérédité, sont souvent passés sous silence, soit par négligence, soit par manque de renseignements, de la part de l'observateur lui-même. Mais cette analyse tout incomplète qu'elle est, permettra cependant de faire ressortir certaines particularités que l'on ne pouvait pas passer sous silence dans un travail de cette nature.

Hérédité. — Rien ne permet de croire que la transposition viscérale puisse être héréditaire. Mais les renseignements obtenus sont trop imparfaits pour que l'on puisse légitimement considérer le silence des observateurs sur ce point comme une affirmation. Pourtant, nous avons trouvé un cas, celui de Baron (26), qui semblerait affirmer la non hérédité de cette anomalie. Il s'agit d'un enfant jumeau mort quelque temps après sa naissance. Son frère, mort quelques jours après ne présentait aucune inversion splanchnique. Ce cas, que nous croyons unique dans la science, nous permet au moins d'affirmer qu'il faut rechercher autre part que dans l'hérédité la cause probable de cette disposition viscérale.

Sexe. — Sur 78 cas dans lesquels le sexe est indiqué, on en trouve 52 du sexe masculin et 26 du sexe féminin. Ainsi, les deux tiers des cas ont été trouvés sur des hommes. Cette proportion est-elle naturelle ou accidentelle? En un mot, y a-t-il vraiment dans la nature deux hommes pour une femme présentant cette anomalie? Ou bien, n'est-ce pas plutôt le hasard des autopsies qui permettrait d'établir une statistique un peu artificielle? Il nous est impossible de répondre à cette question d'une façon affirmative. Pourtant, en présence de cette différence considérable, nous croyons que réellement le nombre des hommes transposés l'emporte sur celui des femmes; mais nous pensons aussi que le chiffre doit être réduit de beaucoup, en considérant que presque toujours ces inversions ne sont reconnues qu'à l'autopsie, souvent chez des militaires, et que les autopsies d'hommes sont plus fréquentes que les autopsies de femmes.

Age. — C'est ici que la statistique nous fournit des données intéressantes, en nous montrant que l'inversion splanchnique est absolument inoffensive, puisque tous les âges, depuis l'extrême enfance jusqu'à l'extrême vieillesse, y sont représentés. Sur 87 cas dans lesquels l'âge est indiqué, on en trouve :

Au-dessous de 2 ans		19
De 2 ans à 10 ans		4
10	20	5
20	30	13
30	40	9
40	50	10
50	60	3
60	70	4
70	80	4
80	90	1
Enfin, adultes chez lesquels le chiffre de l'âge n'est pas indiqué		15
TOTAL		87

Or, en lisant ce tableau, pourrait-on se douter qu'il s'agit de sujets ayant présenté une transposition viscérale plus ou moins complète? et quand on voit que, sur 87 cas, 59 ont dépassé l'âge de 20 ans, on est forcé d'avouer que la transposition des organes n'exerce sur le développement de l'individu et sur la durée de sa vie aucune fâcheuse influence.

Profession. —La statistique des professions vient corroborer cette affirmation, que la statistique des âges nous permettait d'établir. Presque toujours, lorsque le métier est indiqué, on se trouve en présence d'un état fatigant et nécessitant, de la part de celui qui l'exerce, une excellente santé. Ainsi, sur 21 observations dans lesquelles la profession nous est connue, nous avons les cas de Morand (5), Fournier (13), James M'Grégor (14) Desruelles (21), Bacot (25), Barbieux (30), Bujalski (32), Grüber (79), Beaunis (88) et Moty (92); en tout, 10 cas dans lesquels le sujet était soldat.

Pour les 11 restants, nous trouvons un ministre du culte (Sampson, 2); un esclave (Larrey, 12); un étudiant en pharmacie (Capuron, 22); un charpentier (Dubled, 23); un employé dans une fabrique de glaces (Letaleret, 24); un mineur (Watson, 43); un maréchal (Cornaz, 74); un domestique (Durozier, 82); un cuisinier (Isambert, 83); un journalier (Hutchinson, 87) et un tonnelier (Henriet, 91). Or, toutes ces professions, sauf peut-être la première et la troisième, nécessitent un certain déploiement de forces, incompatible avec une mauvaise constitution.

Maladie. — Sur 48 observations dans lesquelles la maladie est indiquée, nous en avons 15 d'affections thoraciques, 5 de tuberculose : celles de Rose (27), Grisolle (37), Parisot (48), Géry (54) et Clapp (64) ; 3 de pleurésie : celles de Wolfshofer (53), Hutchison (87) et Nixon (90); 2 de pneumonie : celles de Whimie (49) et de Thurnam (50); une de bronchite capillaire : celle de Cornaz (74); une d'emphysème : celle d'Henriet (91); une d'hydrothorax : celle de Bosc (33); et enfin 2 cas d'affection thoracique, dans lesquels le nom de la maladie n'est pas indiqué : ceux de Béclard (16) et de Moncreiff (31).

Si, à ces observations, nous joignons le cas de Pétrequin (46) qui indique une tumeur blanche du genou, et le nôtre, où nous trouvons un mal de Pott comme cause de la mort (ces deux maladies se trouvant presque toujours sous la dépendance de la diathèse tuberculeuse), nous avons 7 sujets atteints de tuberculose et 10 qui ont été emportés par une lésion thoracique.

Ensuite, par ordre de fréquence, nous trouvons :

2° Les affections généralisées.

Le tableau nous montre que le sujet de Sampson (2) était atteint d'alcoolisme; celui de Stoll (8), de jaunisse noire (?); celui de Macquart et Piorry (19), de croup; celui de William Hardy (36), du choléra; celui de Watson (43), d'anémie des mineurs; celui de Durozier (82), de mal de Bright; celui d'Odin (89), de rachitisme, et enfin celui de Moty (92), de fièvre typhoïde.

3° Les maladies de l'appareil digestif.

L'observation de Dubled (23) parle d'une entérite;

celle de Bujalski (32), d'une incarcération de l'intestin dans un trou du grand épiploon; celle de Bally (40), d'une ileo-diclidite; celle de Cooper et Labat (44), d'une entérite aiguë; celle de Legroux (69), d'un cancer du pylore; celle de Gachet (75), d'un embarras gastrique compliqué de chloro-anémie, et celle d'Isambert (83), d'un embarras gastrique fébrile.

4° Les traumatismes.

Deux sujets, celui de Riolan (1) et celui de X... (35) ont été exécutés pour meurtre; deux autres, ceux de Fournier (13) et Barbieux (30) ont été tués en duel; deux autres enfin, celui de Letaleret (24) et celui de Beaunis (88) sont morts accidentellement, avec des fractures multiples du crâne et de la cuisse.

5° Les affections encéphaliques.

Nous trouvons l'hydrocéphalie dans deux cas : celui de Baux (3) et celui de Scharlau (81); l'hémorrhagie cérébrale dans ceux de Luys (68) et Sabatier (80); la manie et la paralysie générale dans celui de Auzouy (73).

6° Enfin, les affections cardiaques.

Les sujets de Poulin (20) et de Watson (42) étaient atteints d'anasarque; celui de Richard (56) présentait des lésions valvulaires du cœur, et celui de Henriet (91) une symphyse cardiaque.

Ici la statistique permet de relater un détail assez intéressant : c'est la fréquence relative des affections pulmonaires. Les maladies les plus diverses se montrent dans notre tableau; on y rencontre surtout des affections généralisées et des traumatismes. Mais la tuberculose domine, et son chiffre dépasse peut-être la proportion normale de cette maladie dans la mortalité habituelle.

Le tableau suivant permettra de mieux saisir ces différents rapports.

Affections thoraciques et tuberculose...........	17
Affections généralisées........................	8
Affections de l'appareil digestif................	7
Traumatismes..................................	6
Affections encéphaliques........................	6
Affections cardiaques..........................	4
Cause inconnue (Desruelles, 21)................	1
TOTAL..................................	49

Si on trouve le nombre 49, au lieu des 48 cas annoncés précédemment, c'est que le sujet d'Henriet (91), qui présentait un emphysème et une symphyse cardiaque, a été compté deux fois.

Anomalies du testicule. — La position du testicule n'est mentionnée que 10 fois. Sur ces 10 cas, 8 fois le testicule droit descendait plus bas que le gauche : Watson (43), Parisot (48), Charvet (61), Legroux (69), Durozier (82), Isambert (83), Hutchinson (87), Moty (92) ; deux fois, Grisolle (37), Beaunis (88), le testicule gauche descendait plus bas que le droit.

Ces deux exceptions à ce qui devrait être la règle générale dans les inversions splanchniques sont importantes à noter, car plusieurs observateurs, et dernièrement encore M. Moty, ont voulu faire de l'inversion des testicules une conséquence inévitable de l'inversion du fois. Charvet qui a soutenu cette opinion prétend que le volume du foie chez le fœtus détermine une différence originelle, soit de longueur entre les deux canaux déférents, soit de disposition relative entre les deux testicules dans l'abdomen. Cette différence originelle entraîne consécutivement une différence dans la position définitive des deux testicules dans le scrotum, tant chez l'homme que chez les autres mammifères. Cette théorie paraît difficilement admissible en présence des deux cas que nous venons de citer.

Anomalies de la rate. — Les exemples de rates multiples paraissent relativement assez fréquents dans les cas de transposition des viscères. Dans ces cas, tantôt la rate conserve son volume normal et est accompagnée de petites rates surnuméraires, 4 dans le cas de Curling (51), 5 dans celui de Baillie (10), 2 dans celui de Grüber (79). Tantôt, au contraire, il n'y a pas de rate principale comparable par sa forme et son volume à la rate normale ; mais une agglomération de petites rates de grosseur et de volume variables. Dans le fait de Watson (42) il en avait 3 ; dans celui de Whimie (49) 3 aussi ; dans celui de Moser (62) on en trouvait 2 ; dans celui de Cornaz (74) on en comptait 3 ; enfin, dans celui de Beaunis (88), il y avait 8 petites rates arrondies, bien distinctes, dont la grosseur variait de celle d'un œuf à celle d'une noisette, et qui recevaient chacune une branche spéciale de l'artère splénique.

Les exemples d'absence complète de la rate sont plus rares. Cependant cette absence s'est rencontrée dans trois exemples authentiques, accompagnant une transposition des viscères. Ce sont ceux de Valleix (38), Martin (52), Bujalski (32). Nous ferons remarquer que dans ces trois cas l'inversion n'était que partielle, et rapprocherons ces observations de celle de Breschet qui ne trouva pas de rate chez un fœtus atteint d'ectopie.

Enfin nous citerons, pour terminer, le cas de Debonie (72). Dans ce cas la rate n'était pas absente, mais elle était simplement atrophiée, et réduite à un petit noyau de la grosseur d'une cerise. Dans ce cas aussi l'inversion n'était que partielle, puisqu'il n'y avait pas de transposition du cœur.

Anomalies du poumon. — Dans la plupart des faits de transposition générale des viscères, les poumons sont aussi transposés. Dans 5 seulement, Desruelles (21), Virchow (76), Beaunis (88), Hardy (36), Watson (42), l'inversion pulmonaire n'existait pas. Dans le fait de Virchow, la division en trois lobes du poumon droit n'était pas complète, et n'était qu'indiquée aux dépens du lobe supérieur. Dans celui de Beaunis on observait une division très nette du poumon droit en trois lobes, quoique l'état des lobes du poumon gauche n'ait pu être exactement constaté à cause des adhérences pleurétiques. Du reste, même à l'état normal, cette transposition des lobes des deux poumons existe quelquefois, de sorte qu'il est difficile de savoir dans ces cas si l'on a affaire à une transposition générale qui a épargné le poumon, ou à une transposition locale pulmonaire entée sur une transposition générale. Nous avouons que nous penchons fortement vers cette deuxième opinion, puisque nous y trouvons la contre-partie symétrique d'un état accidentel qui s'est présenté quelquefois chez des sujets non transposés. Pour les cas de Hardy (36) et de Watson (42), nous nous trouvons en face de deux bizarreries aussi curieuses qu'inexplicables : inversion des organes abdominaux avec non-inversion des organes thoraciques. Dans les observations de Meyer (59) et de Grüber (79), il y avait deux lobes seulement à chaque poumon. Dans le fait de Grüber les parties qui constituaient les racines des poumons étaient transposées, de façon que ce fait pourrait rentrer dans les cas de transposition générale avec transposition pulmonaire, et réduction du troisième lobe du poumon gauche.

Dans l'observation de Parisot (48) la réduction est poussée encore plus loin, et porte sur chacun des deux poumons ; « En effet, dit l'auteur, le poumon droit n'offre aucune division, et n'est, par conséquent, composé que d'un seul lobe ; le poumon gauche présente seulement deux lobes. » Nous avons une grande tendance à ranger ce cas sur la même ligne que ceux de Desruelles, Virchow et Beaunis. Nous pensons qu'il n'y a pas de transposition pulmonaire, que le poumon bilobé est à gauche comme chez les sujets non transposés, et que c'est à la coalescence des trois lobes du poumon trilobé qu'on doit de n'avoir à droite qu'un poumon monolobé.

Dans le cas de Cooper (45), nous avons une atrophie complète du poumon droit avec inclinaison du cœur. Comme l'observation parle d'une transposition du cœur, nous avons placé ce cas dans notre tableau ; mais elle ne nous dit pas si les cavités cardiaques étaient véritablement transposées. Aussi, en l'absence de tout renseignement précis, devons-nous rester dans le doute ; bien que je considère ce cas comme un cas d'ectopie cardiaque chez un sujet ordinaire, analogue à notre deuxième observation personnelle : ce qui nous fait parler ainsi, c'est qu'il n'y a pas d'inversion des organes abdominaux ni des poumons. Le cœur seul serait transposé, et serait, à notre avis, un fait unique dans la science.

Un cas pourtant tout aussi rare est celui de Fournier (13) mentionné dans les termes suivants dans l'article « Cas rares » du Dictionnaire en 60 volumes : « Dimerbroeck assure avoir disséqué un sujet chez lequel le diaphragme et le médiastin manquaient, et chez lequel aussi les poumons ne formaient qu'un seul lobe. J'ai vu un cas bien plus extraordinaire, mais que je puis attester, l'ayant scrupuleusement vérifié. C'est un soldat âgé d'environ 30 ans, d'une stature moyenne et bien proportionnée, homme vigoureux et sain. Il fut tué en duel d'un coup de sabre qui lui ouvrit l'abdomen. En examinant le cadavre, nous reconnûmes que le cœur occupait la partie droite de la poitrine. Le poumon réuni en un seul lobe était à gauche : ses lobes étaient distincts à la vue, mais adhérents entre eux par une contiguïté parfaite : le reste des viscères était situé dans l'ordre naturel. » Dans ce cas, il s'agissait probablement d'une atrophie du poumon droit, soit acquise, soit plutôt congénitale, ainsi qu'on en a observé quelques exemples.

Droiterie gaucherie. — Nous arrivons maintenant à une

question que son haut intérêt nous empêche de passer sous silence. On sait que depuis les travaux de Broca qui découvrit que le siège du langage articulé et de la mimique résidait dans la troisième circonvolution gauche du cerveau, l'aptitude que nous avons à nous servir de la main droite de préférence à la gauche dans les travaux délicats, fut placée aussi dans le même centre nerveux. En conséquence, il semblait rationnel, puisque tous les organes étaient transposés, d'admettre aussi une transposition des hémisphères célébraux ; et, comme conséquence légitime, tous les individus, porteurs d'une inversion splanchnique devaient être gauchers. Malheureusement cette hypothèse, toute logique qu'elle soit, tombe devant les faits. Car, sur 15 cas dans lesquels ce détail a été relaté, 13 fois, le sujet était droitier. Ce sont ceux de Baillie (10), Béclard (16), Rostan (17), Letaleret (24), Grisolle (37), Cooper et Labat (44), Géry (54), Gachet (75), Rota (84), Beaunis (88), Henriet (91), Moty (92) et le nôtre. Deux fois seulement (Bujalski, 32 et Durozier, 82), le sujet était gaucher. En face de ces faits surprenants, on se demande si la disposition anatomique est cause que l'on se sert du bras droit de préférence au bras gauche; et nous en sommes arrivé à penser qu'il faut plutôt attribuer cette habitude à une convention sociale. Il est vraisemblable que dans l'origine des sociétés, lorsqu'un certain nombre d'hommes durent se rapprocher pour concourir à une même action, comme tirer de l'arc, lancer le javelot, ramer sur un navire, etc, on sentit la nécessité de se sevrir du même membre pour l'ensemble et la précision des mouvements. Dès lors, il dut entrer dans l'éducation des enfants d'exercer préférablement un membre à un autre; et cette coutume, contractée de temps immémorial, n'a pas dû changer. L'insymétrie du corps humain qui fait développer le côté droit avant le gauche, et lui donne plus de force, dut être la cause déterminante du choix de ce côté pour tous les travaux et toutes les luttes de l'homme primitif qui exigaient de la vigueur: et depuis que l'humanité existe, l'hérédité ayant, pour ainsi dire fixé cette habitude, et en ayant fait une sorte de nécessité organique, les gauchers que nous rencontrons pourraient bien être considérés comme des cas d'atavisme.

Courbure latérale du rachis. — Ces considération nous amènent naturellemeut à parler de la courbure du rachis. On sait que la colonne vertébrale présente une courbure latérale à concavité gauche et à convexité droite. Or, dans les cas de transposition générale, si la courbure latérale est souvent transposée, elle est loin de l'être toujours. Sur 10 cas dans lesquels ce fait a été spécifié, nous en avons 5: ceux de Grisolle (37), Pétrequin (46), Géry (54), Grüber (70), et Beaunis (88), qui nous présentent une inversion de la courbure normale; tandis que les 5 autres, Beclard (16), Rostan (17), Bosc (33) Luys (68) et Henriet (91), offrent au contraire la disposition habituelle.

Ce résultat offre une importance capitale par les conséquence qu'il entraîne après lui. En effet, tout le monde sait que cette courbure latérale a beaucoup embarrassé les anatomistes, et qu'on en a donné plusieurs explications. Les anciens l'attribuaient à la présence de l'aorte ; mais Bichat, le premier, émit une autre opinion. « On attribue communément cette courbure à la présence de l'aorte. Mais d'où vient que la cause étant permanente, l'effet ne se produit pas toujours? Je crois plutôt, que, comme tous les efforts se font avec le bras droit, et que, comme dans ces efforts nous sommes obligés de nous pencher un peu en sens opposé, pour offrir à ce membre un point d'appui solide, l'habitude de répéter souvent cette inflexion finit par en perpétuer l'existence. Je n'ai pas cependant assez de faits pour assurer d'une manière positive que tous ceux qui sont gauchers, comme on dit, ont la courbure à droite ; cela serait nécessaire cependant pour mettre hors de doute cette assertion. (1) »

Béclard ayant vu que dans un cas de transposition des viscères (16), la courbure de la colonne vertébrale était restée normale, et que le bras droit était aussi plus élevé que le gauche, se rangea à l'opinion de Bichat, qui fut un moment fort en honneur. Mais Géry ayant publié un cas d'inversion viscérale (54) dans lequel le sujet était droitier, quoique la courbure du rachis fût transposée, on revint de nouveau à l'ancienne opinion, et la plupart des anatomistes rattachèrent la courbure du rachis à la présence de l'aorte. Aussi M. Sabatier termine-t-il son observation (80) par cette phrase : « Je laisserai de côté la question de la courbure latérale de la colonne dorsale, attendu qu'il m'a été impossible de m'assurer si le sujet était gaucher ou ne l'était pas. Je

(1) Bichat. Anatomie descriptive, t. I.

me borne à déclarer, en finissant, que, du reste, je considère cette question comme résolue en faveur des dépressions vasculaires. »

La question est-elle, en effet, aussi bien résolue que le croyait M. Sabatier? C'est ce qu'il faut examiner. Nous passerons en revue l'opinion de Bichat et celle des anatomistes modernes, et nous verrons ce qu'elles deviennent en présence des faits.

Prenons d'abord l'opinion de Bichat :

Si nous ne considérons que les cas dans lesquels la courbure du rachis a été notée, en même temps que la prédominance d'action de tel ou tel bras, on remarque que dans les trois faits de Béclard (16), de Rostan (17) et d'Henriet (91), les sujets étaient droitiers avec une courbure normale; mais on remarque aussi que dans les trois autres, Grisolle (37), Géry (54), Beaunis (88), les sujets étaient encore droitiers, malgré la transposition de cette courbure. La courbure latérale du rachis ne peut donc pas être produite, ainsi que le croyait Bichat, avec beaucoup de réserve d'ailleurs, par la prédominance d'action du bras droit.

Si maintenant nous examinons l'opinion des anatomistes modernes, nous verrons que les mêmes faits qui ont fait succomber l'opinion de Bichat sont aussi défavorables à la théorie d'une dépression vasculaire. Car c'est là l'hypothèse généralement adoptée aujourd'hui; et les principaux arguments qu'on fait valoir sont les suivants : 1° la colonne vertébrale présente une dépression plutôt qu'une courbure; 2° dans les cas d'inversion viscérale, cette dépression est transposée.

Or, cette seconde proposition est-elle justifiée par les faits? Oui, pour les cas de Grisolle, Pétrequin, Géry, Grüber, Beaunis; non, pour ceux de Béclard, Rostan, Bosc, Luys et Henriet.

Si cette hypothèse est affirmée par cinq observations, elle est infirmée par cinq autres observations; et l'argument de fait qu'on oppose à Bichat peut être retourné contre la théorie moderne, puisque l'aorte peut être transposée sans que la courbure vertébrale le soit. Nous ne nions pas qu'un vaisseau de cette importance, appliqué contre un os, puisse marquer sur lui son empreinte; mais nous sommes forcés d'avouer, en présence des faits, que la courbure vertébrale ne dépend pas toujours de la présence de l'aorte, puisque cette courbure existe, quand bien même ce vaisseau a été déplacé, et ne se trouve plus en rapport avec elle.

Nous n'avons pas à rechercher ici quelle peut être la cause de ce phénomène. Nous nous contenterons de dire que nous nous rangeons entièrement du côté de l'opinion de Malgaigne, qui ne voit dans la courbure du rachis qu'un cas particulier de cette insymétrie qui se retrouve partout entre les deux moitiés du corps, insymétrie reconnaissant pour cause la prédominance d'action du côté droit et que M. le docteur Gaëtan Delaunay s'est efforcé de mettre en lumière dans sa thèse inaugurale (1).

(1) G. Delaunay. Loc. cit.

BIBLIOTHÈQUE NATIONALE R.F. IMPRIMÉS

DIAGNOSTIC.

La fréquence relative des cas de transposition viscérale donne un certain intérêt à la question du diagnostic de ce vice de conformation.

Si l'inversion splanchnique n'offre à l'anatomiste qu'une bizarrerie curieuse, elle intéresse vivement le médecin physiologiste, et mérite de fixer toute son attention. Nous allons chercher à résoudre les questions suivantes qui se rattachent à la pratique médicale : est-il possible, du vivant de l'homme, de s'assurer si ses viscères sont transposés, et, partant de la solution affirmative de cette question, cette connaissance est-elle importante pour établir le diagnostic des maladies?

A ces deux questions, nous pouvons répondre : oui, car cette transposition a été reconnue pendant la vie dans les cas de Mauquart et Piorry (19), Capuron (22), Bally (40), Wolfshofer (53), Delens (55), Charvet (61), Jessel (65), Legroux (69), Gachet (75), Durozier (82), Isambert (83), Rota (84), Powel et Douglas (85), Hutchinson (87), et le nôtre. En tout, 15 cas. Sur ces 15 cas, 7 n'ont pas été contrôlés par l'autopsie, et la constatation de l'anomalie a été simplement opérée sur le vivant. Ce sont ceux de Delens, Gachet, Durozier, Rota, Powell et Douglas, et Hutchinson.

Or, pour Desruelles, la transposition du cœur peut faire soupçonner celle de tous les viscères : au moins influe-t-elle sur la position du foie, organe si essentiellement lié à la fonction circulatoire.

Selon lui, dans le cas où l'organe central de la circulation se trouve dans une situation renversée, que sa pointe heurte à droite l'intervalle des 6e et 7e côtes, on conçoit, à moins d'un vice de conformation du thorax, d'un anévrysme, d'une collection qui change la direction du cœur, ou de maladies organiques de ce viscère, affections qui se manifestent par des signes plus ou moins certains ou facilement appréciables; on conçoit, dit-il, que les cavités à sang noir se trouvent à gauche, et les cavités à sang rouge à droite. Les deux veines caves vont aboutir à gauche dans l'oreillette de ce côté, les veines pulmonaires à droite, dans l'oreillette à sang rouge. Cette position renversée du cœur influe sur les poumons et nécessite la transposition de ces organes. Le plus volumineux occupe la partie gauche de la poitrine qui, dans ce cas, est la plus grande, malgré le refoulement du diaphragme par le foie. Quant à la veine cave supérieure, qu'elle soit placée à droite ou à gauche, rien ne s'oppose à ce qu'elle reçoive les veines sous-clavières, azygos, etc.; car la veine sous-clavière droite pourrait faire sans inconvénient, de droite à gauche, le même trajet qu'elle fait dans l'état ordinaire de gauche à droite; mais il n'en est pas de même de la veine cave inférieure, dont la transposition amène nécessairement celle du foie. En effet, la veine cave inférieure, après un court trajet, perce le diaphragme, se loge immédiatement dans une échancrure du bord postérieur du foie, reçoit chez l'homme les veines hépatiques. Dans le cas où, le cœur étant à droite, le foie se trouverait du même côté, cette veine, pour parvenir à sa destination, ferait un long trajet de gauche à droite au-dessous du cœur; cet organe pourrait, par sa pesanteur et ses mouvements, gêner la circulation du fluide qu'elle charrie, et cet obstacle amener des accidents.

Une autre raison anatomique plus importante encore, c'est que le sang de la veine ombilicale ne serait pas aussi directement poussé vers le trou de Botal, qu'il ne le serait si les cavités à sang rouge du cœur étaient placées du même côté que le foie.

D'après toutes ces considérations, Desruelles croit que l'on peut avancer que la transposition du cœur détermine nécessairement celle du foie, et que, par conséquent, le cœur se trouvant à droite, le foie ne saurait être à droite, et *vice versa*.

L'estomac ne saurait être placé dans l'hypochondre gauche quand le foie occupe cette cavité. Qu'y aurait-il alors dans l'hypochondre droit pour contre-balancer le poids énorme des viscères contenus dans la partie opposée? Mais cette considération est légère. L'insertion des canaux cholédoques et pancréatiques à la deuxième courbure du duodénum, le foie étant à gauche, nécessite le renversement des courbures de l'intestin, et ce renversement ne saurait avoir lieu sans que l'estomac ne change aussi de position. D'ailleurs, le passage de l'œsophage à droite à travers le diaphragme, détermine aussi la position de l'estomac dans l'hypochondre droit. La rate le suit comme étant son diverticulum immédiat, et lui communiquant par des vaisseaux propres aux deux organes. Les changements qu'on remarque dans les intestins grêles et gros sont amenés par la position inverse du duodénum, et cela ne saurait être autrement. Quant aux artères, aux nerfs et aux veines, ils conservent leur position respective, eu égard à celle des viscères où ils se rendent et d'où ils sortent.

Il résulte de ce qui vient d'être dit que la transposition du cœur reconnue peut faire soupçonner la transposition totale des viscères.

Il suffit donc d'acquérir sur la position renversée du cœur des notions exactes pour présumer avec quelque raison le renversement général des viscères (1).

Ces réflexions qui nous paraissent fort judicieuses n'ont qu'un défaut, c'est d'être trop absolues. Car il ne faut pas oublier qu'à côté de l'inversion, il y a l'ectopie du cœur, comme dans notre dernière observation personnelle; et que si on se contentait d'affirmer une inversion splanchnique totale et régulière, sous prétexte qu'on a reconnu le cœur à droite, on s'exposerait à une lourde méprise. Généralement, dans les cas d'ectopie, des vices de conformation viennent mettre sur la voie. Pourtant ces arrêts de développement peuvent être internes, comme dans les cas de Fournier (13) et de Cooper (45), sans qu'aucune malformation apparaisse au dehors.

Aussi, dans la plupart des cas, le diagnostic est-il basé non seulement sur le déplacement du choc du cœur, sur l'auscultation et la percussion de cet organe,

(1) Desruelles. Loc. cit.

mais encore sur la percussion du foie et de l'estomac. Dans quelques cas, la position plus déclive du testicule droit a pu donner l'éveil; mais on ne peut pas, ainsi que nous l'avons vu, lui donner l'importance qui lui est attribuée par Charvet et par M. Moty. L'examen du foie et du cœur par la percussion et l'auscultation sont évidemment les meilleurs signes.

Il ne faut pourtant pas oublier que, malgré la transposition viscérale, le cœur peut conserver sa direction normale et se faire sentir à sa place habituelle, comme nous l'avons vu pour le cas du n° 35, les deux cas de Meyer, et ceux de Virchow, Debouie, Sabatier, Powell et Douglas. J'avoue que, dans ces cas, le diagnostic pendant la vie est d'une extrême difficulté, car sauf la percussion comparative des deux hypochondres, on n'a plus que des signes incertains. La matité de la rate a souvent manqué; et on conçoit que dans les cas de rates multiples tels que ceux que nous avons relatés, il soit bien difficile de la constater. Quant au toucher rectal, proposé par M. Delens, pour constater le sens de la courbure du rectum, nous pensons que sa valeur ne peut être que secondaire.

La présence d'une transposition générale peut rendre difficile le diagnostic de certaines lésions.

Chez le malade de Desruelles (21), des douleurs dans l'hypochondre droit avaient fait croire à une affection du foie. Cet homme avait suivi plusieurs traitements dirigés contre une hépatite présumée, tandis qu'il était atteint d'une inflammation chronique de la rate et du péritoine ambiant. Dans le cas de Barbieux (30), l'instrument vulnérant avait pénétré dans l'hypochondre droit. Le siège de la blessure, des vomissements d'un liquide verdâtre avaient fait croire à une lésion du foie, tandis que l'iléon seul était atteint. Dans le cas de Virchow (71), le foie transposé à gauche fut pris pour une tumeur de la rate. Dans l'observation de Legroux (69) on sentait une tumeur dure dans la partie profonde de l'hypochondre gauche; on croyait à une affection du pancréas. Cependant, en se basant sur la symptomatologie, on diagnostiqua un cancer du pylore qui fut reconnu à l'autopsie.

La connaissance de ces faits peut donc avoir une haute importance; et il faut en être prévenu, afin de ne pas prendre pour une hépatite chronique une hypertrophie lente de la rate, par exemple. La présence du foie à gauche pourrait facilement faire croire à un engorgement splénique. L'accumulation des fèces dans le cæcum du même côté serait susceptible de conduire à diverses méprises. On pourrait en dire autant des anévrysmes d'un cœur déplacé. L'erreur serait grave dans un cas d'empyème, et on entrevoit les conséquences qui pourraient en résulter pour la médecine opératoire.

Il y a donc là une source de difficultés pour le diagnostic des maladies, et, par suite, il importe d'autant plus au médecin de ne pas perdre de vue, dans les cas obscurs, la possibilité d'une transposition générale des viscères que, très probablement, cette anomalie est plus fréquente qu'on ne le croit généralement.

En effet, vu le peu d'incommodité qu'elle entraîne

pour le sujet qui en est porteur, elle doit souvent passer inaperçue.

C'est ce qui nous faisait dire, au commencement de ce travail, que non seulement l'étude des inversions splanchniques présentait un intérêt spéculatif pour le savant de cabinet, mais encore, un véritable intérêt pratique pour le clinicien. Quand on voit des observateurs comme Virchow et Desruelles commettre des erreurs de diagnostic, parcequ'une transposition viscérale n'a pas été soupçonnée, on ne saurait trop engager le praticien à avoir toujours présente à l'esprit la possibilité de cette disposition organique.

CAUSES.

Arrivés à ce point de notre travail, nous nous voyons forcés d'abandonner le terrain solide de l'expérience scientifique, pour nous lancer dans le domaine de l'hypothèse, c'est-à-dire de l'inconnu. En face d'un phénomène étrange et inattendu, on se demande avec étonnement pourquoi certains hommes s'écartent du type qu'on est habitué à trouver autour de soi, et quelle peut être la cause d'une semblable déviation. Aussitôt les théories abondent, les hypothèses se multiplient, mais aucune ne satisfait complètement aux conditions du problème posé par la nature, et si toutes semblent nous montrer un coin de la vérité, la vérité entière reste encore cachée à nos yeux. Nous allons les passer en revue successivement, en commençant par les plus anciennes, et en terminant par les plus récentes.

Et d'abord, nous dirons que l'explication de l'inversion splanchnique suppose des notions approfondies sur l'évolution et la formation des viscères. Est-il, en effet, possible de concevoir comment un organe thoracique ou abdominal vient à prendre par anomalie une situation insolite, si l'on ne sait comment, dans l'état normal, s'opère son transport dans le point qu'il doit occuper, et comment se fait le rangement dans les deux grandes cavités splanchniques de toutes les parties qui doivent y trouver place? En d'autres termes, et d'une manière plus générale, l'explication de l'état normal ne doit-elle pas précéder celle de l'anomalie? La règle ne doit-elle pas être posée avant l'exception?

Ces principes, d'une vérité évidente, paraissent avoir complètement échappé aux anatomistes anciens.

Winslow cherche l'explication de l'inversion des viscères ; et, ne la trouvant pas, il croit pouvoir conclure de l'inutilité de ses efforts, que cette explication ne saurait exister, et qu'il n'est d'autre hypothèse admissible que celle de germes originairement frappés d'anomalie.

Nous ne citerons que pour mémoire l'opinion qu'Andral a consignée dans le Dictionnaire de médecine. Selon ce savant, dans les premiers jours de la vie intra-utérine, les organes n'ayant aucune inclinaison à droite ou à gauche, on pouvait concevoir qu'ils prissent une direction inverse de celle qu'on leur voit ordinairement.

Mais les progrès de l'embryogénie tendent à rendre de plus en plus sensible la faiblesse et l'erreur de tels raisonnements. Non seulement on sait aujourd'hui que les organes subissent dans le cours de leur développement plusieurs changements de situation aussi bien que plusieurs métamorphoses, mais on sait aussi qu'il y a entre les diverses parties d'un appareil et les appareils eux-mêmes un enchaînement et des liens de subordination mutuelle, tels que chacun d'eux est influencé et en quelque sorte commandé dans son évolution par l'évolution de ceux qui l'ont précédé. Dès lors, loin qu'il soit nécessaire, comme on l'avait pensé, de donner une explication spéciale pour le déplacement de chaque organe en particulier, loin que toute inversion suppose l'influence de causes, et la réunion de conditions tellement multipliées que leur nombre équivaudrait à une impossibilité absolue, il devient facile de concevoir que toutes ces causes, toutes ces conditions peuvent en définitive se ramener à une seule : la perturbation du développement d'un organe dominateur de tous les autres, et les entraînant après et avec lui hors des voies normales. L'ensemble des organes thoraciques et abdominaux nous apparaît, suivant ce système, comme une chaîne dont on peut déterminer et expliquer le mouvement par celui de son premier anneau, et non plus comme un amas de chaînons isolés, dont chacun doit être mu par des forces spéciales et distinctes.

Quand on suit les formations organiques chez les embryons, dit Serres, le père de cette idée, l'observateur est frappé de la position qu'occupent les viscères, et de l'espèce d'évolution qu'ils exécutent pour venir se ranger chacun à leur tour à la place qu'ils doivent conserver le reste de la vie.

Eloignés d'abord de l'embryon, situés à la périphérie, on les voit se diriger de la circonférence au centre, et pénétrer dans leurs cavités respectives avec un ordre qui est toujours le même, si nul obstacle ne s'y oppose et ne vient l'intervertir. Quelle que soit la force qui les attire ainsi vers le centre de leurs cavités, une fois qu'ils y sont parvenus on les voit se mouvoir encore, sans qu'au premier aperçu on puisse se rendre compte de ces mouvements, de leur cause, de leur nécessité et de leur but. Mais, par une observation attentive, on reconnaît bientôt l'influence que le foie exerce sur ce mouvement des organes. On reconnaît que c'est lui qui commande en quelque sorte toutes les évolutions que l'on remarque dans les viscères de l'abdomen et de la poitrine. Placé au milieu de ces deux cavités, c'est par lui et autour de lui que tout se dispose et se coordonne. Sa position assigne aux autres viscères sa position ; son déplacement commande aux autres son déplacement; sa transposition commande aux autres sa transposition; son absence fait cesser toute harmonie dans les rapports ; sa duplicité commande une harmonie nouvelle, dont il est toujours et le centre, et le mobile et le régulateur.

Cela étant, on sera surpris peut-être que cet organe ait si peu fixé l'attention des anatomistes : mais si l'on considère que dans les développements centrifuges, le cœur était tout, qu'on en faisait le *primum vivens*, le *punctum saliens*, qu'il était un centre d'où radiait toute l'organisation, on trouvera dans cette préoccupation la cause de cet oubli, et, dans cet oubli, l'ignorance où l'on est des raisons qui portent ainsi les viscères à se mouvoir autour d'un centre commun. Ces mouvements ont pour but de caser chaque organe au lieu et place qu'il doit occuper, et, pour résultat, l'harmonie qui constitue les rapports normaux des viscères les uns à l'égard des autres.

Afin d'apprécier les changements que la présence de nouveaux organes introduit dans leurs dispositions, et de juger avec certitude la disposition nouvelle qu'ils affectent, nous devons commencer par nous rendre compte de leur état habituel. L'observation va nous montrer que le foie exerce sur les organes de l'abdomen et de la poitrine, une influence analogue à celle des lobes optiques dans l'évolution qui assigne à chaque partie de l'encéphale la place qu'elle doit occuper. Nous verrons encore que dans ces perturbations organiques auxquelles la nature se livre, elle sacrifie la forme et la position des organes à leurs connexions, par la raison que des connexions résulte l'harmonie organique, et que de cette harmonie dépend la vie de l'individu que la nature a toujours en vue dans sa formation.

Venons à notre objet.

Chacun sait que primitivement le cœur est hors de la poitrine, et le canal intestinal hors de l'abdomen: ce dernier est logé dans le cordon ombilical, et le premier se trouve placé au devant du cou. Le foie, d'une dimension démesurée, occupe à lui seul et l'abdomen et la poitrine. A mesure que le jeune embryon se développe, le cœur d'abord, puis les intestins viennent prendre domicile dans les cavités qu'ils doivent occuper; mais ils ne le font et ne peuvent le faire qu'au fur et à mesure que la réduction du foie le leur permet. En premier lieu, et jusqu'à la fin du quatrième mois de l'embryon humain, la réduction du foie s'opère également sur toute sa masse, il occupe alors la partie antérieure et médiane de l'abdomen, sans s'incliner ni d'un côté, ni de l'autre. Le cœur, qui a pénétré dans la poitrine se place au milieu de cette cavité, et il est maintenu là par le plan horizontal que lui présente le diaphragme, immédiatement appliqué sur la convexité du foie.

Du cinquième au sixième mois de la vie embryonnaire, l'équilibre de la décroissance du foie se trouve rompu; l'atrophie porte principalement sur le lobe gauche; le lobe droit conserve son volume, et il s'enfonce dans l'hypochondre du même côté.

Le cœur qui se trouve reposer sur la face convexe de cet organe, suit naturellement l'inclinaison du plan qu'elle présente. A mesure que le lobe gauche du foie s'abaisse, le cœur, suivant son mouvement, s'abaisse avec lui, et du même côté que lui. Finalement, la pointe du cœur reste inclinée du côté gauche, par la raison que le foie s'élève du côté droit, et maintient la base de son côté par ses rapports avec l'oreillette droite. D'où il suit que l'inclinaison du cœur répète dans la poitrine l'inclinaison du foie dans l'abdomen: d'où il suit encore que les mammifères chez lesquels le cœur ne repose pas immédiatement sur le diaphragme sont étrangers à cette inclinaison. Cet organe occupe chez eux l'axe de la poitrine.

Ce rapport est assez évident en lui-même : il en est de même de la position qu'affectent l'estomac et la rate. Car, en entrant dans l'abdomen, le paquet intestinal se logeant sous le foie, on conçoit, par ses liaisons avec le duodénum, que cet intestin étant entraîné à droite, la grosse courbure de l'estomac et la rate doivent se porter à gauche. Mais, pourquoi le cœcum correspond-il à la grosse extrémité du foie et l'S iliaque du colon à la petite? c'est ce qu'il est difficile de dire. Cependant, comme ses rapports sont constants, il est vraisemblable qu'ils tiennent à des raisons non encore aperçues.

Quoi qu'il en soit, il est de fait que toujours la grosse extrémité du foie entraîne de son côté le cœur pulmonaire, les veines caves, l'azygos, le duodénum et le cœcum ; et la petite, le cœur aortique, l'aorte pectorale, l'estomac, la rate et l'S iliaque du colon. Or, ce qui prouve que ces rapports tiennent à des liaisons secrètes de cet organe, c'est que si le foie se transpose et se retourne, tous les viscères se retournent et se transposent avec lui.

Ainsi, si la grosse extrémité du foie se place à gauche, le cœur droit, les veines caves, l'azygos, le duodénum et le cœcum la suivent, et se logent dans le côté gauche : tandis que la petite extrémité du foie s'étant dirigée à droite, l'estomac, la rate et l'S iliaque du colon, obéissant à cette impulsion, passent de gauche à droite où ils se logent. Les artères, les veines, les nerfs, subordonnés à ces organes, se retournent comme eux: de telle sorte que, de proche en proche, cette simple transposition du foie se fait ressentir jusque dans les plus petits détails de l'organisation. C'est d'après cette règle que se coordonnent les viscères de la poitrine et de l'abdomen: d'où il suit que si le foie vient à manquer, les évolutions, privées de leur régulateur, sont nécessairement interverties : de là la confusion et l'irrégularité que l'on observe constamment dans les viscères des acéphales privés d'organe hépatique. (1)

L'opinion de Serres, si ingénieuse qu'elle soit, ne peut subsister longtemps en présence des connaissances actuelles sur le développement embryonnaire. Avant que le foie ait acquis une inégalité quelconque des deux lobes, les courbures et la torsion de l'S cardiaque se sont prononcées, et, parconséquent une certaine latéralité a commencé.

Suivant M. Sabatier, l'action régulatrice du cœur lui paraît plus acceptable, et il considère comme sans valeur les objections qu'on lui a faites. Le cœur, dit-on, ne régit point l'évolution embryonnaire puisqu'il n'apparaît qu'après d'autres points de l'embryon : il n'est même formé qu'après l'aorte. Il n'est donc pas l'organe régulateur des inversions. Pour M. Sabatier, ces conclusions ne sont pas en rapport avec les prémisses.

Le cœur, dit-il, ne préside pas au développement

(1) Recherches d'anatomie transcendante. Paris, 1822.

des organes embryonnaires, mais autre chose est présider au développement d'un organe, autre chose lui imprimer une direction et une forme. Il est certain que les organes abdominaux influent beaucoup sur leur forme et leur situation respectives, et pourtant il ne viendrait à l'idée de personne de dire que l'un d'entre eux préside au développement histologique de l'autre. Le cœur peut donc servir de régulateur des autres organes, sans régir leur évolution embryonnaire ; et, ce qui appuie cette manière de voir, c'est que s'il n'est point le premier à paraître, il est, dans tous les cas, le premier qui manifeste une certaine asymétrie : il est le premier à entrer dans la voie des déviations. Par suite de ces transformations du cœur, le système veineux embryonnaire se portant à droite, le foie qui a des relations si importantes avec lui, le suit dans cette déviation. Par là, le cardia est déjeté à gauche, comme la rate qui est fortement reliée à l'estomac, et ainsi de suite pour les autres organes. Dans un cas d'inversion du cœur, les organes ci-dessus le suivent et présentent une inversion générale. Mais si le foie, le cardia, le pylore, la rate qui ont des relations considérables et fixes avec le système vasculaire, et des liens étroits soit avec de gros troncs, soit avec des organes musculaires, suivent presque toujours le cœur dans ses inversions ; on comprend que les autres organes qui ont avec le cœur et les gros vaisseaux des relations plus indifférentes, et qui manquent de fixité dans leurs rapports, puissent plus facilement se soustraire à l'influence dominatrice du centre circulatoire. Tels sont les intestins gros et petit, et les poumons qui peuvent être considérés comme dans un certain équilibre sur les côtés du cœur. (1)

Une théorie plus séduisante est celle de Baer, adoptée par la plupart des tératologistes. Elle est basée sur ce fait très-intéressant et bien constaté aujourd'hui que, dans le cas de monstruosités doubles, l'individu situé à droite présente toujours une transposition générale des viscères, l'individu situé à gauche présentant la disposition normale. La situation des viscères dépendrait dans ce cas de la situation même de l'embryon par rapport à la vésicule ombilicale. A l'état normal, l'embryon se place à une certaine période de son développement, à la gauche du vitellus. Quand par des causes encore indéterminées il se place à sa droite, on aurait une transposition des viscères. M. Dareste a confirmé cette opinion par ses recherches sur les embryons de poulet. Il a montré que l'embryon a d'abord le ventre tourné vers le jaune : au début du troisième jour, la tête se courbe en avant, et forme un angle droit avec la partie cervicale; à la même époque, l'embryon se tourne de côté, et répond par son côté gauche au vitellus. A la fin du troisième et au commencement du quatrième jour, la tête fait la même rotation latérale que le tronc.

Quand la tête se tournait du côté droit, et que le tronc restait à sa place ou faisait le même mouvement, il a observé quelquefois une hétérotaxie complète des viscères, avec un semblable changement dans la position de l'allantoïde. (2)

(1) Sabatier. Loc. cit.
(2) Dareste. Mémoires de l'Académie des sciences, 1873.

Cependant, suivant Beaunis, les faits d'anatomie comparée ne s'accorderaient pas avec cette théorie. Comment y faire rentrer les espèces animales dans lesquelles le vitellus reste à l'intérieur du corps et ne se divise pas en tube intestinal et vésicule ombilicale? Comment expliquer l'insymétrie de ces espèces?

Il nous paraît donc que, dans l'état actuel de la science, l'opinion de Baer est celle qui se rapproche le plus de la vérité. Mais elle ne l'embrasse pas encore tout entière; et nous pensons que de nouvelles recherches d'anatomie comparée pourront seules nous faire connaître d'une manière satisfaisante la cause encore obscure des transpositions viscérales.

RESUMÉ ET CONCLUSIONS.

Et maintenant que nous sommes arrivés au terme de notre travail, si nous essayons de le résumer, que trouvons-nous?

Nous trouvons une disposition organique.

1° Beaucoup moins rare qu'on pourrait le penser;

2° Se montrant chez des sujets qui n'en sont nullement affectés, tant que cette inversion est normale et régulière.

Arrêtons-nous un instant sur la première proposition.

Nous disons que la transposition est beaucoup moins

rare qu'on pourrait le penser, eu égard au petit nombre d'exemples constatés. Est-ce vraiment là l'expression de la vérité?

Nous ne croyons pas nous tromper en affirmant qu'il en est ainsi.

En effet, pour quelques cas reconnus, combien ont été, sont et seront toujours inconnus. Considérons que le premier exemple constaté ne date que du XVIIe siècle, c'est-à-dire de nos jours. Il n'est pas présumable que le premier cas découvert à l'autopsie soit le premier cas offert par la nature; et alors, que de faits ignorés, que de dispositions curieuses que la mort fait disparaître tous les jours.

Si l'on songe au concours de toutes les circonstances nécessaires, pour pouvoir constater une inversion splanchnique, on se dit aussitôt que ce n'est pas dans le phénomène en lui-même, mais bien dans la constatation scientifique de ce phénomène que réside la rareté.

Il faut d'abord que le sujet transposé soit malade, et assez malade pour exiger le secours du médecin; il faut en outre qu'il soit atteint d'une affection cardiaque, d'un rhumatisme, ou tout au moins d'une affection thoracique; il faut que le médecin soit instruit et assez intelligent pour être frappé par ces symptômes stéthoscopiques insolites; et, supposé l'inversion reconnue, il faut encore qu'il songe à la publier dans une gazette médicale quelconque. (1)

(1) Dans le cours de nos recherches nous avons rencontré au moins 5 ou 6 cas de transposition que nous n'avons pas indiqués dans notre tableau, à cause du manque de renseignements. Les observateurs ne les citaient que

Qu'un seul de ces éléments vienne à manquer et voilà un cas perdu pour la science. Nous ne parlons, bien entendu, que des inversions reconnues pendant la vie : car, pour les transpositions avec autopsie, il n'y a que les malades qui meurent dans les établissements hospitaliers qui puissent nous en présenter des exemples.

Toutes ces circonstances réduisent singulièrement le nombre des cas observés: et, quand on songe que depuis deux siècles on en a relaté une centaine, on se dit qu'il faut que cette rareté soit encore assez fréquente.

Venons maintenant à la deuxième proposition dans laquelle nous disons que les sujets, porteurs d'une inversion splanchnique n'en sont nullement affectés, tant que la transposition est normale et régulière.

Plusieurs fois, dans le cours de ce travail, nous avons émis l'idée qu'on ne pouvait considérer cette manière d'être ni comme une monstruosité, ni même comme une anomalie : et nous avons envisagé cet état comme aussi normal, aussi régulier que celui qu'on est convenu d'appeler normal, à cause de sa fréquence.

La statistique des âges, des professions et des maladies est venue donner à notre hypothèse la sanction de l'expérience. Nous avons vu que cette disposition organique n'occasionnait aucune maladie spéciale, qu'elle ne donnait aux affections aucune direction particulière imputable à l'inversion splanchnique ; mais nous avons

dans des phrases incidentes analogues à celles-ci : « M. Chomel, se rappelant qu'il avait déjà observé à l'Hôtel-Dieu une transposition des viscères, etc. » — « Cependant M. Manceau a observé deux cas de transposition viscérale, et j'en ai moi-même vu un à Necker, etc. »

vu aussi qu'elle ne mettait à l'abri d'aucun phénomène pathologique, puisque presque tous les états morbides sont représentés. En un mot, la transposition viscérale est une manière d'être essentiellement indifférente pour celui qui en est porteur.

Partant de ce principe, et considérant que des sujets, constitués selon le type ordinaire, peuvent quelquefois présenter des cas d'ectopie viscérale, d'où résulte le déplacement d'un organe et sa situation insolite, nous nous sommes demandé si un certain nombre de cas d'inversion partielle, ne seraient pas des cas d'ectopie greffée sur une inversion totale. De même que l'ectopie d'un organe chez un sujet ordinaire peut simuler une transposition partielle : de même, l'ectopie chez un sujet transposé peut simuler, elle aussi, une inversion incomplète, en vertu d'un phénomène symétriquement inverse de contre-transposition, qui semble équivaloir à la conservation de l'état normal.

Dans le premier cas, un seul organe est déplacé ; dans le second, un seul organe *paraît* être resté à sa place habituelle.

Nous avons vu que si cette hypothèse n'est pas applicable à tous les cas, elle peut cependant en expliquer un certain nombre, surtout chez les sujets atteints de malformations, signes que nous avons présentés comme accompagnant l'ectopie d'une façon presque constante.

Enfin, dans l'analyse des théories destinées à faire connaître la cause de c tte exception organique, nous avons vu que l'opinion de Baër se rapprochait assez de la vérité, pour qu'il nous soit permis de l'entrevoir:

mais nous avons vu aussi, en admettant comme vraie l'explication qu'il nous donne, qu'il ne fait que reculer la question; et que maintenant elle doit être posée ainsi: « Pourquoi l'embryon se place-t-il presque toujours à là gauche du vitellus? »

Nous appuyant sur tout ce qui précède, nous nous croyons en droit de pouvoir affirmer les propositions suivantes:

1° L'inversion splanchnique totale est un état symétriquement inverse de l'état le plus ordinaire.

2° Elle est relativement assez fréquente.

3° Elle est complètement indifférente pour le sujet qui en est porteur.

4° On ne peut la considérer ni comme une monstruosité, ni même comme une anomalie.

5° On doit, au contraire, ne voir en elle qu'une modalité de l'état normal, plus rare que l'autre.

6° L'inversion splanchnique partielle est extrêmement rare.

7° On doit toujours la considérer comme une anomalie, et souvent comme une monstruosité.

8° Quand elle s'accompagne de malformations, l'ectopie peut être invoquée comme une de ses causes possibles.

9° Dans le cas contraire, la raison en est encore ininconnue.

10° La cause première de la transposition viscérale est inconnue.

11° La première des causes secondes doit être cherchée dans la position de l'embryon à la droite du vitellus.

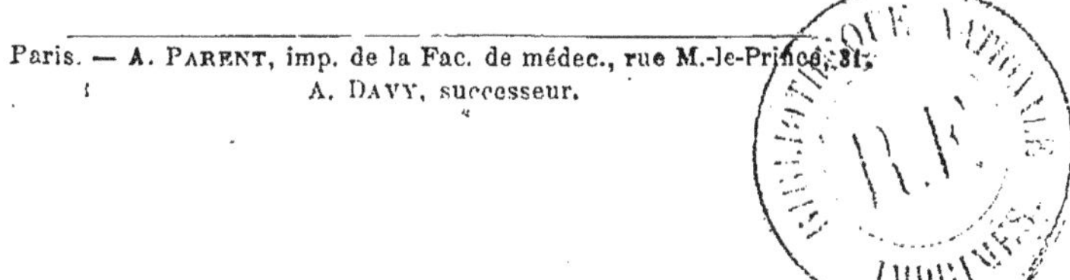

Paris. — A. PARENT, imp. de la Fac. de médec., rue M.-le-Prince, 31.
A. DAVY, successeur.

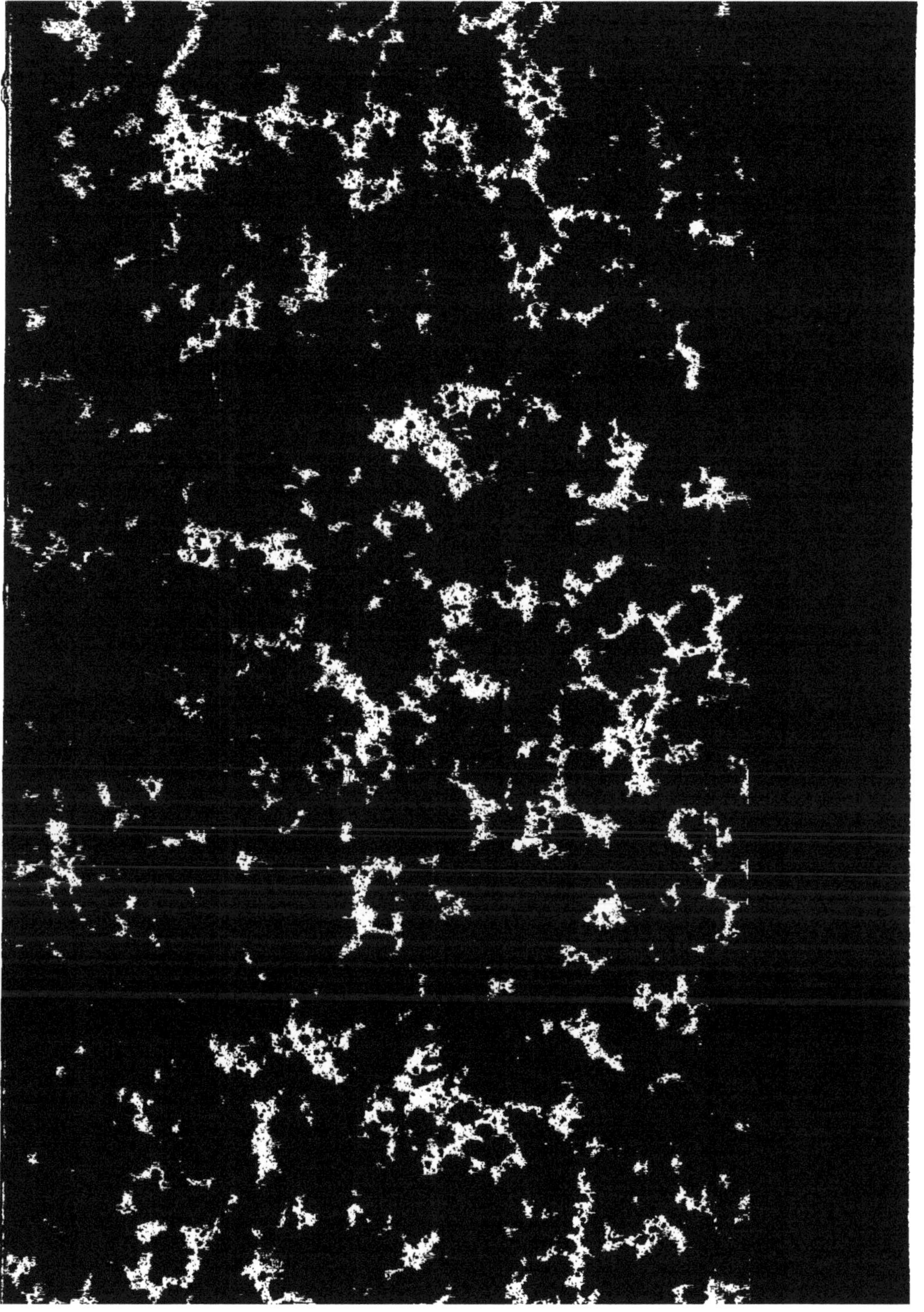